방법을 이해할 수 있는 Q&A와 처방계산 툴로 실전력 UP!

알면 알수록 재미있는

수액요법

이마이 히로카즈 지음 / 주권욱, 오윤규 옮김

군자출판사

알면 알수록 재미있는 **수액요법**

첫째판 1쇄 인쇄 | 2012년 6월 5일
첫째판 1쇄 발행 | 2012년 6월 15일
첫째판 2쇄 발행 | 2015년 5월 20일

지 은 이 이마이 히로카즈
옮 긴 이 주권욱, 오윤규
발 행 인 장주연
편집디자인 채경신
표지디자인 채경신
발 행 처 군자출판사(주)
등록 제4-139호(1991. 6. 24)
본사 (10881) **파주출판단지** 경기도 파주시 회동길 338(서패동 474-1)
전화 (031) 943-1888 팩스 (031) 955-9545
홈페이지 | www.koonja.co.kr

ISBN 978-89-6278-576-0
정가 30,000원

당부의 글

본책에 기재되어 있는 진단법·치료법에 관해서는 발행당시의 최신 정보를 근거로 정확한 정보를 전달하기 위해 저자 및 출판사는 최선을 다해 노력하였습니다. 그러나 의학·의료의 진보에 따라 내용이 변하는 경우도 있습니다. 따라서 실제의 진단법·치료법으로 숙지하고 있지 않는, 혹은 범용되어 있지 않은 신약을 의약품으로 사용하거나, 검사를 실시 및 판독할 때에는 우선 의약품의 첨부문서나 기기 및 시약 설명서를 확인하고, 진료기술에 관해서 충분히 고려한 후, 세심한 주위를 기울여 진단·치료하도록 부탁드립니다.

본책에서 기재한 진단법·치료법·의약품·검사법·질환의 적응 등, 본책의 발행 후에 의학연구 및 의료의 진보에 의해 내용이 변경되었을 경우, 그 진단법·치료법·의약품·검사법·질환에서의 적응 등에 따른 예측할 수 없는 사고에 대해서, 저자 및 출판사는 그 책임을 지지 않으므로 양해바랍니다.

Infusion

머리말

현재, 일상적으로 행해지고 있는 수액요법은 20세기가 되어서야 크게 진보되었다. 그 배경으로는 개발도상국의 빈곤이나 감염증, 전쟁으로 부상당한 환자의 체액량의 감소를 극복하는 것이었다. 그 목적대로 수액이 극적인 효과를 발휘해서, 생명을 건진 사람도 많았다. 여기서 정맥 내 지속주사(링겔)를 실시하는 것을 「링겔을 놓는다」라고 하게 되었다.

제2차 세계대전 이후부터 사람의 체액량 분포, 전해질농도 측정, 수액 제재 개발, 투여방법 등이 차례차례 확립되어 왔다. 그리고 1977년 경부터 plastic bag의 개발과 더불어 중심정맥 영양법이 보급되었다. 그 개념의 연장선상에 임상 영양학이 있고, 현재의 NST(nutrition support team)에도 연결되고 있다.

이러한 발달로 인해 다양하고 유익한 계산식이 보고되어지고 있다. 그러나 나 자신은 그런 계산식을 접할 때마다, 「이렇게 복잡한 계산식을 기억할 수 있을까?」라는 생각이 들어 잊어버리는 경우가 대부분이었다. 실제로 수액요법을 실시할 때 자기 스스로 계산하여 수액요법을 행하는 의사는 극히 소수이다. 최신 서적들에서도 그러한 공식이 주문과 같이 나열되어 있다.

컴퓨터, 전자진료 기록카드, PDA, 휴대 전화 등이 보급되고 있는 현재, 숫자를 입력하는 것만으로 편리하게 수액의 필요량, 수액 성분, 투여 속도를 얻을 수 있다면, 수액요법을 좀 더 안전하게 실시할 수 있을 것이라고 생각한다. 수식을 기억하는 것이 중요한 것이 아니라, 적절히 수액요법을 할 수 있는 것이 중요하다. 필요량을 추측하고 수액 제재를 선택하고, 투여 후의 값을 예측하고, 결과에 따라 보정을 반복하는 것이 바로 스킬업의 요점이다.

여러분도 이 책을 통하여 꼭 「물의 달인」을 목표로 노력해 보길 바란다.

2010년 6월(나가쿠테 옛 싸움터에서)
이마이 히로카즈

감수의 글

수분, 전해질, 산-염기 균형의 조절은 신체의 항상성을 유지하여 생존에 필수적인 부분의 하나이며 환자를 진료하는 임상의사라면 기본적으로 잘 알아야 할 분야이다. 수분, 전해질, 산-염기 균형을 유지하고 이상이 있을 경우 교정하기 위한 수액요법 또한 환자를 진료하는데 기본적이고 중요한 분야이다.

의과대학 학생시절부터 이 분야는 수 차례 반복하여 강의를 듣고 실습을 하지만, 많은 임상의사들이 전해질, 산-염기 장애를 진단하고 치료하거나 수액을 처방하는 것을 어렵다고 느끼고 있다. 따라서 전해질 장애나 산-염기 장애를 환자에서 진단하고 수액을 처방하는 실질적인 접근법을 다룬 참고서적에 대한 필요성을 항상 느끼고 있지만, 이해하기 쉽고 실질적인 내용을 다룬 책은 많지 않다.

이번에 번역된 "알면알수록 재미있는 수액요법"은 수분, 전해질 장애, 산-염기 장애의 진단, 치료와 수액요법을 실제 환자에게 적용하기에 쉽도록 유용한 방법으로 기술하고 있다. 수분, 전해질, 산-염기 조절 및 그 장애에 대한 병태생리학적 설명도 간단하고 알기 쉽게 기술되어 있다.

이 책은 일본에서 출판된 관계로 우리나라의 현실과 맞지 않는 부분이 있다. 특히 다양한 종류의 수액은 우리나라 현실에 맞게 생략하거나 수정했으며 적절하지 않은 부분은 기본적인 수액에 전해질을 추가하여 사용해 볼 수 있을 것이다.

약품명도 가능한 우리나라 약품명에 맞도록 교정했지만 아직도 미진한 부분이 많으므로 독자들의 넓은 이해를 바란다. 의학 용어는 대한의사협회에서 발간한 의학용어 5집을 기준으로 했으며 실제 임상에서 소통하는데 지장이 없도록 하였다.

끝으로 재미있고 유익한 서적을 번역하여 감수할 수 있는 기회를 주신 군자출판사에게 감사하며, 이 책을 통하여 수분, 전해질, 산-염기 대사 장애를 가진 환자에게 더 쉽게 접근하고 체계적인 수액요법을 시행할 수 있게 되기를 기대한다.

2012년 5월

서울대학교병원 신장내과 주권욱

서울특별시 보라매병원 신장내과 오윤규

Infusion

목 차

방법을 이해할 수 있는 Q&A와 처방계산 툴로 실전력 Up!

Chapter 1 체 액

Chapter 2 나 트 륨(Na)

Chapter 5 마그네슘(Mg)

Chapter 6 산염기평형 이상

Chapter 7 수액의 실제

Infusion

수액시트 일람

수액시트를 이용해, 아래와 같은 항목을 간단하게 계산할 수 있다.

수액 제제(저장 전해질용액)의 종류와 조성

본문의 *가 있는 1호 유지액~4호 유지액의 조성방법은 아래의 표를 참고하라.

저장 전해질용액	Na (mEq/L)	K (mEq/L)	Cl (mEq/L)	Ca (mEq/L)	유산 (mEq/L)	초산 (mEq/L)	P (mEq/L)	Mg (mEq/L)	포도당 (g/L)
1호액									
KN 1 (오오츠카)	77	0	77	0	0	0	0	0	25
소리타 T1 (아지노모토)	90	0	70	0	26	0	0	0	26
2호액									
KN 2 (오오츠카)	60	25	49	0	25	0	6.5	2	23.5
소리타 T2 (아지노모토)	84	20	66	0	20	0	10	0	32
3호액									
KN 3 (오오츠카)	50	20	50	0	20	0	0	0	27
소리타 T3 (아지노모토), 소르젬 3A (데루모)	35	20	35	0	20	0	0	0	43
EL-3 (아지노모토)	40	35	40	0	20	0	8	0	50
빈 3G (일연)	45	17	37	0	0	20	10	5	50
4호액									
KN 4 (오오츠카)	30	0	20	0	10	0	0	0	40
소리타 T4 (아지노모토)	30	0	20	0	20	0	0	0	43

Chapter 1
체 액

Infusion

01 물이 채워져 있는 컵이 있다. 어떻게 하면 메스실린더를 사용하지 않고 물의 용량을 측정할 수 있을까?

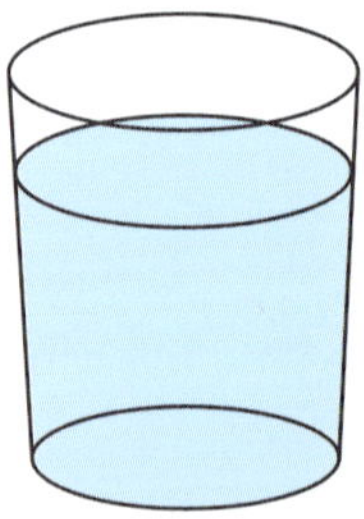

어떻게 하면 물의 용량을 측정할 수 있을까?

① 전해질 1 mg을 1 mL의 용액에 녹인 후, 이 전해질용액 (1 mg/mL)을 처음의 컵(물이 채워져 있는 컵)에 떨어뜨린다.

② 충분히 휘저은 후 용액을 소량 취해 이 물질의 농도를 측정한다.

③ 만약 물의 농도가 0.01 mg/mL라면, 전해질용액 (1 mg/mL)보다 100배 옅어지게 된 것이다.

즉 처음 떨어뜨린 1 mL의 100배(100-1)=99 mL의 물이 있는 것을 알 수 있다.

우리들의 체액량이 어느 정도 있는지를 측정할 때에도 마찬가지의 방법으로 알 수 있다. 단지, 사람의 체액은 세포내액, 조직액, 순환혈액의 3가지로 나눠져 있다(그림 1). 이 3가지 체액으로 균등하면서도 순간적으로 분산되는 물질을 사용할 필요가 있다. 또한 신장이나 간에서 대사나 배설이 되지 않는다는 조건이 필요하다. 1950년대에는 색소, 다당류, 중수를 사용해 측정했다. 그 결과, 체액량이 평균적으로 체중의 60%라는 것을 알게 되었고, 세포내액, 조직액, 순환혈액이 각각 40%, 15%, 5%라는 것을 알게 되었다.

혈장(혈청)의 전해질농도와 조직간액의 농도가 같기 때문에, 채혈검사에 의해 세포 외의 상황을 파악할 수 있다. 세포내액의 상황은 추측하기가 어렵지만, 대체적으로 세포 내에 Na농도가 20 mEq/L, K농도가 100 mEq/L 정도라고 추측할 수 있다.

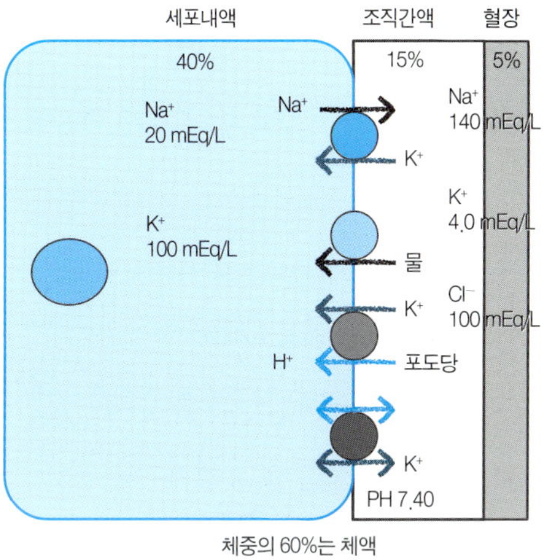

그림 1 세포내액과 외액의 전해질농도와 pH

참고문헌

1) Edelman, I. S. & Leibman, J.: Anatomy of body water and electrolytes. Am J Med, 27: 256-277, 1959

02 당신의 체액량은 어느 정도일까?

Let's Try

남성과 여성의 체액량을 구하는 계산식은 다르다.

수액시트 1 Watson의 체액량 추측식 (남성)

남성은 연령, 신장, 체중을 입력하면 구할 수 있다.

연령(나이)	(57.0)	Watson의 체액량(L)	(36.6)
신장(cm)	(172.0)	체중비율(%)	(58.3)
체중(kg)	(62.8)	BMI	(21.2)

수액시트 2 Watson의 체액량 추측식 (여성)

여성은 신장, 체중을 입력하면 구할 수 있다.

신장(cm)	(156.0)	Watson의 체액량(L)	(26.9)
체중(kg)	(50.0)	체중비율(%)	(53.8)
		BMI	(20.5)

단순히 생각하면, 어린이는 젊고 건강하기 때문에 수분량이 많고, 고령자는 조금씩 수분이 줄어들고 있기 때문에 수분량이 감소한다. 어린이의 체액량은 체중의 약 70%, 고령자의 체액량은 약 50%이다. 더욱이 80세 이상 고령자의 체액량은 40%라는 보고도 있다. 지방의 정도에 따라서도 수분의 분포가 각각 다르다. 비만형인 사람과 마른사람도 수분량이 각각 다르다.

골격의 영향도 받기 때문에, 남성과 여성의 평균치에는 차이가 있고, 여성이 몇 % 정도 수치가 낮다.

이처럼 개인에 따라 상당한 차이가 있다. 관여하고 있는 인자를 조합해서 예측하는 방법은 없는 것일까? 여기서 다수의 데이터를 기초로 1980년 Watson의 추측식이 만들어졌다. 그리고 체액을 주로 다루는 투석분야에서 사용되고 있다.

성별을 선택하고 수액시트 1, 또는 2에 연령, 신장, 체중을 입력해 보자.

Watson의 추측식으로 체액량을 구할 수 있다.

수액시트 1)에 포함된 계산식

- Watson의 체액량(L)=2.447+0.3362×체중(kg)+0.1074×신장(cm)−0.09516×연령
- 체중비율(%)=100×Watson의 체액량(L)÷체중(kg)
- BMI=100×100×체중(kg)÷[신장(cm)]^2

수액시트 2)에 포함된 계산식

- Watson의 체액량(L)=−2.097+0.2466×체중(kg)+0.1069×신장(cm)
- 체중비율(%)=100×Watson의 체액량(L)÷체중(kg)
- BMI=100×100×체중(kg)÷[신장(cm)]^2

참고문헌

1) Edelman, I. S. & Leibman, J.: Anatomy of body water and electrolytes. Am J Med, 27: 256-277, 1959
2) Watson, P. E., et al.: Total body water volumes for adult males and females estimated from simple anthropometric measurements. Am J Clin Natr, 33: 27-39, 1980

03 Watson의 추측식 이외의 간편한 체액량의 계산법은 없을까?

Let's Try

수액시트3 Impedance법을 이용한 체액량 추측식 (남성)

남성은 신장과 체중을 입력하면 구할 수 있다. 단, Watson의 식과 비교하기 위해 연령을 입력해 보자.

연령(나이)	(39.8)	지방량	(13.8)
신장(cm)	(165.0)	지방 제외량	(54.2)
체중(kg)	(68.0)	체세포량	(27.7)
Watson의 체액량(L)	(39.4)	Impedance법의 체액량(L)	(39.4)
체중비율(%)	(58.0)	체중비율(%)	(58.0)

수액시트4 Impedance법을 이용한 체액량 추측식 (여성)

여성은 신장, 체중을 알면 아래의 수치로 계산할 수 있다.

신장(cm)	(148.0)	지방량	(11.5)
체중(kg)	(43.0)	지방 제외량	(27.7)
Watson의 체액량(L)	(24.3)	체세포량	(16.4)
체중비율(%)	(56.5)	Impedance법의 체액량(L)	(25.6)
BMI	(19.6)	체중비율(%)	(59.6)

1 생체 Impedance 측정을 이용한 추측식

2000년도부터 생체 Impedance 측정에 의한 체액량 측정이 행해지고 있다. 생체 조직은 주파수 분산특성을 갖고 있다. 저주파영역에서 전류는 세포막을 통과하기 어렵기 때문에, Impedance 측정법을 사용하면 세포외액량을 측정할 수 있다. 또한 고주파영역에서는 전류가 세포막을 통과하기 때문에, 총 수분량(세포내액량+세포외액량)을 측정할 수 있다. 족용전극과 그립식의 수용전극 사이에 일정한 주파수의 전류를 흘려보낸다. 그리고 손, 발 전신의 생체 Impedance와 체중을 측정해 입력하고 신장, 성별과 합쳐 지방 제외량을 측정한 후, 체지방률, 지방량, 지방 제외량, 추정근육량을 출력하는 것이다.

이 원리를 이용하여 2008년에 이탈리아의 한 그룹으로부터의 보고가 나와 있다.

지방량(fat mass), 지방 제외량(fat free mass), 체세포량(body cell mass), 체액량(total body mass)을 순서대로 구하는 방법이다(수액시트 3, 4).

이탈리아인의 데이터이기 때문에, 동양인에게 적합한지는 향 후 검토가 필요하다.

또한 40세까지의 환자의 경우에는 대략 Watson의 추측식과 일치하고 있지만, 그 이상에서는 몇 %의 차이가 발생한다.

2 체액량 추측의 임상적 의의

체액량에 주의를 쏟는 것이 임상적으로 중요하다. 조직액이 증가하면 부종이 발생하고, 순환혈액량이 증가하면 고혈압이 발생한다. 반대로 체액량이 저하되면, 탈수 또는 체액량 감소, 쇼크가 일어난다.

또한 전해질 이상이 나타났을 경우에는, 전체의 수분 결핍량을 추측하거나, 투여량을 계산해야 할 경우에 중요하다. 즉 수액요법을 시작할 때에도 필요량을 추정하는 것이 중요하다.

더욱이 투석을 실시할 때에는 항상 고려해야 한다. 투석이라는 것은 쉽게 말하자면 투석액으로 독소의 농도를 엷게 만든 것에 지나지 않다.

예를 들어 체내의 독소농도가 100 mg/dl이라고 하자. 체액량이 40 L라고 하고, 같은 양의 40 L의 투석액을 사용하면 독소가 투석액으로 확산되어 전체 50 mg/dL의 농도가 될 것이다. 또한 3배(120 L)를 사용하면 1/4농도(25 mg/dL)가 된다. 이것은 75%의 독소가 제거 된 것과 같다. 이처럼 체액량을 예측하면 필요한 투석액의 양, 투석에서의 독소 제거량(투석의 효율)을 추정할수 있다.

투석 환자의 체액량이 과잉되면 고혈압 · 혈관장애가 발생해 생명에 지장을 초래할 수도 있기 때문에, 체액량의 추정은 매우 중요하다고 할 수 있다.

수액시트 3)에 포함된 계산식

- Watson의 체액량(L)=2.447+0.3362×체중(kg)+0.1074×신장(cm)-0.09516×연령
- 체중비율(%)=100×Watson의 체액량(L)÷체중(kg)
- BMI=100×100×체중(kg)÷[신장(cm)]^2
- 지방량=1.407×BMI-21.389
- 지방 제외량=체중(kg)-지방량
- 체세포량=0.4485×지방 제외량+3.3534
- Impedance법의 체액량(L)=0.6997×지방 제외량+1.4567
- 체중비율(%)=100×최근의 체액량(L)÷체중(kg)

수액시트 4)에 포함된 계산식

- Watson의 체액량(L)=-2.097+0.2466×체중(kg)+0.1069×신장(cm)
- 체중비율(%)=100×Watson의 체액량(L)÷체중(kg)
- BMI=100×100×체중(kg)÷[신장(cm)]^2
- 지방량=1.9337×BMI−26.422
- 지방 제외량=체중(kg)−지방량
- 체세포량=0.3655×지방 제외량+4.865
- Impedance법의 체액량(L)=0.5863×지방 제외량+7.1732
- 체중비율(%)=100×최근의 체액량(L)÷체중(kg)

참고문헌

1) Martarelli, D., et al.: Body composition obtained from the body mass index. An Italian Study. Eur J Nutr, 47: 409-416, 2008

2) Wizemann, V., et al.: The mortality risk of overhydration in haemodialysis patients. Nephrol Dial Transplant, 24: 1574-1579, 2009

04 탈수(dehydration)와 체액량 감소(volume depletion)의 다른 점은?

Let's Try

수액시트 5 체액 분포의 추측식(남성)

Watson의 식을 사용해 보자. 남성은 연령, 신장, 체중을 입력하면 체액의 분포를 추측할 수 있다.

연령(나이)	(57.0)		
신장(cm)	(172.0)		
체중(kg)	(62.8)		
Watson의 체액량(L)		체액의 분포(L)	
체액량(L)	(36.6)	세포내액(L)	(24.4)
체중비율(%)	(58.3)	조직액(L)	(9.2)
BMI	(21.2)	혈관 내(L)	(3.1)

체액량은 체중의 약 60%로, 세포 내 40%, 세포 외 조직에 15%, 혈관 내에 5%가 존재한다. 탈수(dehydration)란 세포내액의 감소를 뜻한다.

수액시트 5, 6을 이용하여 체액량과 분포를 추측할 수 있다.

① 탈수(dehydration): 고나트륨혈증(고삼투압혈증)은 전해질을 포함하지 않는 체액(electrolyte free water: 단순히 물에 가까운 성분)이 체외로 상실되면 혈액이 농축된다. 즉 혈장삼투질 농도가 상승하고 물이 세포 내에서 세포 밖으로 이동한다. 그 결과 세포내액의 삼투질 농도도 상승하는데 이러한 현상을 탈수라고 한다.

Let's Try

수액시트 6 체액 분포의 추측식(여성)

Watson의 식을 사용해 보자. 여성은 신장, 체중을 입력하면 체액의 분포를 추측할 수 있다.

신장(cm)	(156.0)		
체중(kg)	(50.0)		
Watson의 체액량(L)		체액의 분포(L)	
체액량(L)	(26.9)	세포내액(L)	(17.9)
체중비율(%)	(53.8)	조직액(L)	(6.7)
BMI	(20.5)	혈관 내(L)	(2.2)

이 경우 전해질을 포함하고 있지 않는 5% 포도당을 주체로 수분을 보충한다.

② 체액량 감소(volume depletion): 정상나트륨혈증 또는 저나트륨혈증은 세포외액이 감소하는 경우를 가리킨다. 이 경우에는 생리식염수를 주체로 한 수분의 보충을 기본으로 한다.

수액시트 5)에 포함되는 계산식

- Watson의 체액량(L)=2.447+0.3362×체중(kg)+0.1074×신장(cm)−0.09516×연령
- 체중비율(%)=100×Watson의 체액량(L)÷체중(kg)
- BMI=100×100×체중(kg)÷[신장(cm)]^2
- 세포내액(L)=8÷12×체액량(L)
- 조직액(L)=3÷12×체액량(L)
- 혈관 내(L)=1÷12×체액량(L)

수액시트 6)에 포함되는 계산식

- Watson의 체액량(L)=-2.097+0.2466×체중(kg)+0.1069×신장(cm)
- 체중비율(%)=100×Watson의 체액량(L)÷체중(kg)
- BMI=100×100×체중(kg)÷[신장(cm)]^2
- 세포내액(L)=8÷12×체액량(L)
- 조직액(L)=3÷12×체액량(L)
- 혈관 내(L)=1÷12×체액량(L)

참고문헌

1) Mange, K., et al.: Language Guiding Therapy: The Case of Dehydration versus Volume Depletion. Ann Intern Med, 127: 848-853, 1997

2) Post, T. W. & Rose, B. D.: Dehydration is not synonymous with hypovolemia. UpToDate, 8(1), 2000

05 Volume depletion(체액량 감소)의 판단은 어떻게 할수 있을까?

Volume depletion(체액량 감소)에 의한 혈압저하나, 하대정맥의 허탈이 발생하기 전의 신체 소견으로서 아래와 같은 사항을 들 수 있다(표 1).

① 피부의 긴장도(turgor): 손수건 징후, 고령자에게는 전두부만이 진단적 의의가 있다.

② 모세혈관 재충전 시간(capillary refill time): 중지의 손톱을 검사자가 5초간 누른 뒤, 놓으면 통상적으로는 하얗게 된 손톱이 2초 이내에 다시 홍조를 띄지만, 체액량 감소가 있는 곳의 회복 시간은 지연된다. 손톱의 모세혈관은 연령, 성별, 기온, 혈압의 영향을 받기 쉽다. 95%의 사람에게 해당되는 기준으로, 소아와 성인 남성은 2초, 성인 여성은 2.9초, 고령자은 4.5초이다. 경험적으로 2초라고 하는 기준에 과학적인 근거는 전혀 없다.

③ Tilt test: 2분간 앉은 자세를 유지해서, 심박수(30초간 측정해 2배가 된 수치)와 혈압을 측정. 그 후 1분간 기립 자세를 유지해서 심박수와 혈압을 측정. 보통 심박수가 9~13/분 증가한다. 혈압은 수축기에는 2~6 mmHg, 확장기에는 3~7 mmHg 이내로 저하한다. 심박수가 30/분의 증가, 또는 혈압이 20 mmHg 이상의 저하를 나타낸 경우에 tilt test 양성이라고 판단한다.

Volume depletion의 대처로서는 생리식염수를 주체로 보충하면 된다.

① 혈압저하
② 하대정맥의 허탈
③ 피부의 turgor
④ 모세혈관 재충전 시간(capillary refill time)
⑤ Tilt test

표 1 Volume depletion(체액량 감소)를 판단할수 있는 신체 소견

참고문헌

1) McGee, S.: Hypovolemia. In Evidence-based physical diagnosis. pp100-103, W.B.Saunders Company, Philadelphia, 2001

2) Napolova, O., et al.: Assessing the degree of extracellular fluid volume contraction in a patient with a severe degree of hyperglycaemia. Nephrol Dial Transplant, 18: 2674-2677, 2003

3) Beecher, H. K., et al.: The internal state of the severely wounded man on entry to the most forward hospital. Surgery, 22: 672-681, 1947

4) Schringer, D. L., et al.: Defining normal capillary refill: variation with age, sex, and temperature. Ann Emergency Med, 17: 932-935, 1988

5) Lewin, J. & Maconochie, I.: Capillary refill time in adults. Emerg Med J, 25: 325-326, 2008

06 불감손실(호흡과 피부에서의 증발)에 의한 체액량 감소는 어느 정도일까?

Let's Try

수액시트 7 호흡과 피부에서의 불감손실량 측정식 (>15세)

연령(15세부터 많이 나타남), 체중, 체온을 입력하면 불감손실량을 측정할 수 있다.

연령(>15)	(58)		
체중(kg)	(65)		
체온(℃)	(38)	폐(mL)	피부(mL)
불감손실량(mL)	(1,215)	(405)	(810)

수액시트 8 호흡과 피부에서의 불감손실량 추측식 (≦15세)

연령(15세 이하), 체중, 체온을 입력하면 불감손실량을 추측할 수 있다.

연령(15세 이하)	(13)		
체중(kg)	(30)		
체온(℃)	(38)	폐(mL)	피부(mL)
불감손실량(mL)	(750)	(250)	(500)

호흡과 피부에서 증발의 기본식으로서 15 mL×체중(kg)+200×(체온−36.8℃)가 있다(수액시트 7, 8). 현장에서는 이것을 간략화한 성인용 계산식은 15 mL×체중(kg), 15세 이하의 계산식으로는 (30−연령) mL×체중(kg)을 이용한다. 기온이 30℃ 이상인 경우에는 기온이 1℃ 상승할 때마다 불감손실량이 15% 증가한다.

체중 60 kg의 성인은 15×60=900 mL가 된다. 그 중에서 폐 : 피부=1 : 2의 비율이기 때문에, 호흡을 함으로써 폐로부터의 증발량이 300 mL이고, 피부로부터 증발하는 량은 600 mL가 된다.

여기에 발한이 더해지면 수분과 염분을 상실한다. 발한량은 계측할 수 없지만 체중감소량과 비슷하다고 판단한다. 발한의 성분은 Na농도가 40~60 mEq/L, K농도가 4~5 mEq/L, Cl농도가 30~50 mEq/L, Mg농도가 1.5~5.0 mEq/L이고, 삼투질 농도는 80~185 mOsm/L이다. 즉 혈장삼투질 농도가 290~300 mOsm/L라고 하면 27~60%정도의 저장액, 저전해질용액이 된다. 유지액으로는 4호액, 3호액, 2호액과 비슷하다고 생각할 수 있다.

수액시트 7)에 포함된 계산식

- 불감손실량(mL)=15×체중(kg)+200×[체온(℃)−36.8]
- 폐로부터의 불감손실량(mL)=불감손실량(mL)÷3
- 피부로부터의 불감손실량(mL)=불감손실량(mL)×2÷3

수액시트 8)에 포함된 계산식

- 불감손실량(mL)=(30−연령)×체중(kg)+200×[체온(℃)−36.8]
- 폐로부터의 불감손실량(mL)=불감손실량(mL)÷3
- 피부로부터의 불감손실량(mL)=불감손실량(mL)×2÷3

참고문헌

1) Costill, D. L., et al.: Water and electrolyte replacement during repeated days of work in the heat. Aviat Space Environ Med, 45: 795-800, 1975

07 발한이 있으면 체액은 어떻게 변화할까?

1 발한에 의한 체온변화

체온상승에 따라 피부온도 센서의 자극은 지각신경을 개입시켜 시상하부로 전달된다. 그 후 체온을 저하시키기 위해서 시상하부는 발한 지령을 내린다. 교감신경을 개입시켜 신경의 말단에서 분비된 아세틸콜린이 에크린선(eccrine gland)에 작용한다. 에크린선(eccrine gland)은 혈장의 일부를 분비하지만, 전해질의 대부분은 땀샘의 도관에서 재흡수된다. 이 점은 신장의 사구체와 요세관의 관계와 많이 비슷하다. 그러나 에크리선(eccrine gland)에서의 분비량이 증가하면 재흡수가 늦어져 체액이 대량으로 상실된다. 이 수분이 피부 밖으로 증발할 때 열을 방출하기 때문에 체온이 내려간다.

2 발한에 의한 전해질농도의 변화

발한의 성분은 Na농도가 40~60 mEq/L, K농도가 4~5 mEq/L, Cl농도가 30~50 mEq/L, Mg농도가 1.5~5.0 mEq/L이며, 삼투질 농도는 80~185 mOsm/L라는 보고가 있다. 또 땀의 Na농도와 Cl농도에는, $[Na^{+}]=0.93\times[Cl^{-}]+10$의 관계식이 있다. Na^{+}유량=0.101×발한량−0.217, Cl^{-}유량=0.0064×발한량+0.06이라고 하는 관계식도 있다. 발한량에 대해서도 체온, 기온, 습도, 바람 등에 의해서 추측식이 제안되고 있지만, 복잡해서 생략하기로 하자.

1시간의 축구시합으로 체액량의 감소와 Na손실을 검토한 보고가 있다. 개체차이가 크지만, 체중이 62.5 kg(SE: 6.8), 체액 손실량이 1.54 L(0.57), 발한 중 Na농도가 55 mmol/L(27), 발한으로부터의 Na손실량이 82 mmol(62), 요 중 Na손실량이 110 mmol(36), 총 Na손실량이 192 mmol이 된다.

중요한 점은 발한 중 Na농도는 55 mmol/L로, 생리식염수의 약 30%의 농도로 저장성 용액이라는 것이다. 발한인 만큼 수분증발에 대한 대처로써는 3호 유지액*이 적당하다. 단지 소변으로부터의 상실도 고려하면 생리식염수 또는 1호 유지액*이 타당하다.

만약 발한이 1시간에 걸쳐 지속되고 있는 환자에게 5% 포도당액 또는 순수한 물을 보급하게 되면 저나트륨혈증이 된다.

참고문헌

1) Costill, D. L., et al.: Sweating: Its composition and effects on body fluid. Ann N Y Acad Sci, 301: 160-174, 1977

2) Pilardeau, P. A., et al.: Sweat collection from athletes. Brit J Sports Med, 19: 197-198, 1985

3) Mao, I. F., et al.: Electrolyte loss in sweat and iodine deficiency in a hot environment. Arch Environ Health, 56: 271-277, 2001

08 설사를 하면 체액은 어떻게 변화할까?

1 설사에 의한 체액변화

설사변의 Na농도는 25~50 mEq/L, K농도는 35~60 mEq/L, Cl농도는 20~40 mEq/L가 된다. K농도는 혈청농도(4 mEq/L)와 비교해 10배 많은 양이 된다. 또한 pH는 알칼리성이기 때문에 HCO_3^-의 상실량이 많은 것을 의미하고 있다.

즉 대량의 설사가 발생하면

① 체액량의 대폭적인 감소
② 체액량 감소에 대응해서 ADH의 과잉분비에 의한 저나트륨혈증
③ 변으로부터 K결핍에 의한 저칼륨혈증
④ 변으로부터 HCO_3^- 상실에 의한 고염소혈증성 대사성 산증이 발생하게 된다.

여기에 대해서는 체액량을 보정, K의 보급, HCO_3^-의 보충이 중요하다.

2 콜레라나 이질에 의한 설사의 대응

개발도상국에서는 콜레라, 이질 등의 감염성 설사질환이 심각한 문제이다. 그러나 미국 내에서도 연간 사망자는 300~400명, 입원 환자도 20만명, 외래 환자가 150만명이나 된다. 대부분은 중・남미의 입국자로부터의 감염이 주요 원인이다.

콜레라는 vibrio cholerae의 감염에 의해 발병하지만, 감염지역으로의 여행, 식사, 음수 등으로 전파된다. 특징적인 증상은 급격하게 발병하며, 1 L에 달하는 [쌀 뜬 물 같은 대량의 설사변]이다. 변취나 혈변은 없다. 이 설사변이 하룻동안 최대 15 L까지 달하는 경우도 있다. 그 후, 독소가 소장점막세포에서 활동해 대량의 수분과 Cl이 상실된다.

치료법의 원칙은 수액요법과 항균약투여이다. ORS(Oral rehydration solution: 경구수액 보충제제) 또는 ORT(Oral rehydration therapy)가 그 경제성으로부터 주목을 받고 있다. 경구섭취가 가능한 경증에서부터 중증까지는 ORS로 충분히 대응할 수 있다. 더욱이 최근 systematic review에서는 포도당을 주체로한 ORS보다 쌀전분, 옥수수전분 위주 등의 폴리머 섭취를 하는 편이 설사기간이 짧아지는 것으로 확인되었다. 그러나 경구섭취를 할 수 없는 경우나 대량의 체액량 감소가 있는 경우에는 링거젖산용액으로 수액요법을 실시한다. 항균약으로서는 vibrio cholerae에 감수성이 있는 테트라사이클린(tetracycline), 페니실린, ST병합제, new guinolone을 사용한다.

이질은 shigella sonnei, shigella flexneri, shigella dysenteriae의 감염에 의해 발생한다. 갑작스런 설사와 하복부통, 여러차례의 변으로 발병한다. 설사변은 혈액과 점액을 혼입한다. 발열, 오한, 식욕부진, 전신권태감, 두통 등의 전신증상도 출현한다. 중증 예로는 탈수와 저혈압이 나타나기 때문에 수액과 동시에 항균약(ST병합제, new guinolone)의 사용이 중요하다.

참고문헌

1) Chmbers, H. F.: Infectious diseases: bacterial & chlamydial. In Current Medical Diagnosis & Treatment 2004(Tierney, L. M., et al. ed.),pp1364-1365, Lange, New York, 2004

2) Rao, M.: Oral rehydration therapy: New explanation for an old remedy. Annu Rev Physiol, 66: 385-417, 2004

3) Gregorio, G. V., et al.: Polymer-based oral rehaydration for treating acute watery diarrhea(Review). The Cochrane Library, Issue 3, 2009: http//:www.thecochranelibrary.com

09 구토증상이 있으면 체액은 어떻게 될까?

1 구토에 의한 체액 · 전해질의 상실

위액은 1회 식사로 약 500~700 mL가 분비된다. 1일 분비량은 약 1,500~2,500 mL가 된다. 그 성분의 주체는 염산(HCl)로, pH는 1.0~1.5의 강한 산성으로 되어 있다. 더욱이 단백질 분해효소인 펩시노겐은 위액에서 분해되 펩신이 된다. pH=−log[H^+]이므로 pH 1.0에서 [H^+]는 10^{-1} mol/L=0.1 mol/L=100 mmol/L 존재하게 된다. 즉, H^++Cl^-로서 분비되기 때문에, 양쪽 모두 1 L 중에서 100 mmol/L=100 mEq/L가 배설된다. Cl의 혈중농도는 약 100 mEq/L이므로, 체중이 60 kg인 사람의 세포외액량이 12 L라고 하면, 위액 1 L 정도를 구토하든지, 또는 튜브를 이용해 체외로 위액을 배설하면, 혈청 Cl농도는 약 10 mEq/L 저하한다. 위액의 Na농도는 60 mEq/L가 되기 때문에, 위액 1 L의 상실로 Na는 60 mEq/L가 상실되고, 혈청 Na수치는 약 5 mEq/L 정도 저하할 가능성이 있다.

여기서 구토 후 혈청 Na수치는 135 mEq/L, 혈청 Cl수치는 90 mEq/L가 되었을 경우를 예로 구토 후의 상태를 생각해 보자. Na−Cl=음이온차+HCO_3^-의 식이 성립하기 때문에, Na−Cl=135−90=45가 된다. 음이온차의 기준치를 12라고 하면 HCO_3^-가 33이 된다. HCO_3^-의 기준치는 24이므로 33−24=9 mEq/L 증가한 셈이 된다. 즉 대사성 알칼리증이 존재하는 것이다. 또한 위액의 K농도는 10 mEq/L이므로 위액 1 L의 손실로 K는 10 mEq 상실하게 된다.

호흡성 보상이 충분하면 $PaCO_2=HCO_3^-+15=33+15=48$이 될 것으로 예상된다. 이 때의 혈중$[H^+]=(24\times PaCO_2)\div HCO_3^-$가되기 때문에 대입해 보면 $[H^+]=(24\times PaCO_2)/HCO_3^-=(24\times 48)\div 33=35$ nmol/L가 된다.

여기서부터 pH=7.(80−[H⁺])=7.45로 예상된다. 대사성 알칼리증의 상태에서는 세포외액의 K이온이 세포 내로 이동하기 때문에 상실한 만큼의 양이 더해져 pH는 더 저하한다.

즉, 구토양이 많으면

① 체액량의 감소
② 저염소혈증
③ 대사성 알칼리증
④ 저칼륨혈증

의 상황이 된다.

2 구토 시의 수액치료법

정상상태로 돌리기 위해서는 생리식염수를 주체로 한 수액을 기본으로 한다. 유산 또는 초산을 포함한 수액제(링거젖산용액, 초산링거액)의 수액으로는 유산 또는 초산이 대사되고, HCO_3^-가 생산되기 때문에, 대사성 알칼리증이 개선되지 않는다. 더욱이 대사성 알칼리증의 교정이 필요할 경우에는 Na함유량과 Cl함유량을 비교해 Cl함유량이 많은 아미노산 수액제를 사용하는 방법도 있다. 즉 Cl을 충분히 보급하는 것이 기본이다.

01 연습문제

증례

65세의 남성. 하지부종을 주소로 내원했다. 4개월 전부터 서서히 부종의 정도가 심해졌다. 신장 170 cm, 체중 66 kg(이전 체중 63 kg), 체온 36.6℃, 맥박 72/분. 혈압 130/86 mmHg. 의식은 맑음, 하지에 부종 2+

[소변검사 소견] 단백질 3+, blood(−), 현미경검사에 적혈구 0/1, 지방원주 3/1

[혈액검사 소견] 적혈구 400만, Hb 12.0g/dL, Ht 38%, 백혈구 4,600

[혈청생화학 소견] 공복 시 혈당 96 mg/dL, HbA1c 5.4 %(기준 4.3~5.8), TP 5.7 g/dL, Alb 2.2 g/dL, BUN 22 mg/dL, Cr 1.2 mg/dL, 요산 7.0 mg/dL, Na 136 mEq/L, K 3.5 mEq/L, Cl 100 mEq/L

●●문제

① 체액량은 어느 정도 일까?

② 체액량의 분포는 어느 정도가 될까?

③ 염분으로써 어느 정도 저장하고 있을까?

④ 부종을 치료하기 위해서 고리이뇨제를 사용하면 혈액검사 소견은 어떻게 변화할까?

해답 · 해설

① 체액량은 어느 정도 일까?

Watson의 추측식과 Impedance법을 함께 계산해 보자.

Watson의 추측식에서 체액량은 36.7 L, 체중에 대한 비율은 55.6%가 된다.

한편 Impedance법으로는 체액량이 40.1 L, 체중에 대한 비율이 60.8%가 된다. 두가지 추측식의 결과는 3.4 L의 차이가 있다. 어느 것이 옳다고 판단하기는 힘들다.

→ Chapter 1 · 2, 3 참조

남성					
연령(나이)	65.0	Watson의 체액량(L)	36.7	Impedance법의 체액량(L)	40.1
신장(cm)	170.0	체중비율(%)	55.6	체중비율(%)	60.8
체중(kg)	66.0	BMI	22.8	지방 제외량	55.3
				체세포량	28.2
				지방량	10.7

※수액시트 3에서

② 체액량의 분포는 어느 정도가 될까?

이번엔 Watson의 추측식을 이용해 설명해 보자. 체액량이 36 L라면 세포내액 : 세포 외 조직액 : 혈관내액=24 L : 9 L : 3 L가 된다. 그러나 부종이 존재하고 있기 때문에 혈관내액은 다소 감소하고 세포 외 조직액은 증가한 상태가 된다. 혈청알부민이 저하되어 있고, 조직에서 혈관 내로 물이 이동하지 않는 상황이기 때문에, 불균형상태가 발생한다. 세포내액 : 세포 외 조직액 : 혈관내액=24 L : 10 L : 2 L와 같은 비율로 변화하고 있다고 예상된다.

③ 염분으로써 어느 정도 저장하고 있을까?

이전의 체중이 63 kg으로 현재는 66 kg이기 때문에 3 kg 증가했다. 이것은 생리식염수가 3 L 증가한 것과 같은 의미이기 때문에, 3×9 g=27 g의 염분을 체내에 저장하고 있는 것을 의미한다.

④ 부종을 치료하기 위해서 고리이뇨제를 사용하면 혈액검사 소견은 어떻게 변화할까?

체내의 과잉된 염분을 소변으로 배설하기 위해 이뇨제를 사용한다. 고리이뇨제는 1/2 생리식염수와 같은 농도의 염분을 포함한 소변을 배설시킨다.

즉 생리식염수 3 L×2=6 L의 소변이 배설될 때 겨우 염분 저장량이 0이 된다.

그러나 처음 혈관 내의 수분이 배설되고, 혈관 내의 수분이 다소 높아져 간신히 조직으로부터 물이 이동한다. 고리이뇨제를 투여하면 혈관내액량은 감소한다. 즉 신전성신부전에 가까운 병태가 된다. 그 결과 BUN, Cr은 상승한다. 요산도 상승해 10 mg/dL을 초과하는 경우도 자주 발생한다. Na, Cl은 불변이거나 경도로 상승하지만 K는 배설량이 많아지기 때문에 저하한다. 또한 레닌·알도스테론(aldosterone)계가 활성화되어 저칼륨혈증이 된다. 순환혈액량이 저하하기 때문에 GFR도 저하한다. hANP도 1/2 생리식염수와 같은 농도의 염분을 배설시키지만 GFR은 저하시키지 않는다. 이 점이 큰 차이가 된다.

고리이뇨제를 너무 많이 투여하면 BUN, Cr의 상승과 요산의 상승이 뚜렷이 드러난다. 또한 저칼륨혈증이 발생하기 때문에, 이와 같은 검사이상이 나타나면 고리이뇨제를 감량하든지 중지해야 한다. 최근 경험한 증례로써, 부종이 심해진다는 이유로 전공의가 고리이뇨제를 넉넉하게 처방했다. 투여 후 데이터를 회진 시에 검토한 결과, 이뇨약 과잉투여에 의한 것이라고 판단해 감량, 그 후 중지했다(표 2).

고리이뇨제	투여 전	투여 중	중지 후
Alb(g/dL)	2.9	3.7	3.2
BUN(mg/dL)	18.1	45.2	21.4
Cr(mg/dL)	1.71	2.37	1.73
요산(mg/dL)	7.6	12.4	7.5
Na(mEq/L)	140	142	141
K(mEq/L)	4.2	3.8	4.2
Cl(mEq/L)	111	107	111

표 2 고리이뇨제 과잉투여에 의한 검사이상 예

02 연습문제

문제

당신은 동남아시아에 친구과 함께 여행을 갔다. 시가지로부터 약 50 km 떨어진 농촌에서 친구가 갑자기 쌀뜨 물과 같은 설사를 해서 가까운 농가에서 휴식을 취했다. 당신은 콜레라를 의심하여 new guinolone을 내복시켰지만, 설사는 멈추지 않았다. 농가에는 음수가 10 L 정도 있다. 요리용 소금과 설탕도 있고, 베이킹파우더와 조리용 스푼(5 g용)도 있다. 이것들로 적절한 경구 수액제를 작성해 보자.

해답 · 해설

생리식염수 1 L에는, 식염(NaCl) 9 g이 함유되어 있다.

식염(NaCl=58.5) 1 g은 Na, Cl의 17.1 mEq와 비슷하기 때문에 생리식염수는 9×17.1=154 mEq의 Na를 함유하고 있다.

탄산수소나트륨($NaHCO_3^-$=84) 1 g은 Na, HCO_3의 12 mEq과 비슷하다.

WHO-ORS에 준한 용액을 만들려면, 5 g의 스푼으로 하나의 식염, 세 스푼의 설탕〔사실은 포도당이 아니기 때문에 흰 설탕으로는 2배량(여섯 스푼 정도)이 필요하다. 0.5 스푼의 베이킹파우더를 1 L의 물에 녹이면 완성된다. K의 보급은 과즙(바나나 100 g당 400 mg=약 10 mEq의 K함유)으로도 대용할 수 있다(표 3).

투여량은 체액량의 상실에 알맞은 양을 보충하는데, 1일 8 L까지도 보충한다. 처음에는 1 L정도의 보충을 실시한다.

→ Chapter 1 · 8 참조

	WHO-ORS	소리타 T2 과립	소리타 T3 과립	Rice-based ORS	Os-1
Na (mEq/L)	75=4.2 g 식염	60	35	90	50
K(mEq/L)	20	20	20	20	20
Cl(mEq/L)	65	50	30	80	50
포도당 (g/L)	13.5	22	23		18
HCO_3^- (mEq/L)	구연산 10	3	3	구연산 10	유산 31
삼투질 농도 (mOsm/L)	245			280	270
그 외				쌀가루 50 g	

표 3 각 경구수액제의 조성

컬럼 | 수액치료법의 역사

- 1831년: O' Shaughnessy가 콜레라 환자에게 식염수와 탄산수소나트륨으로 된 주사액을 투여해 극적인 효과를 올렸다.
- 1883년: Sydney Ringer는 물고기의 수축관계세포에 전해질용액이 중요하다는 것을 보고하고, Na, K, Cl, Ca의 적절한 농도를 밝혔다(링겔액).
- 제1차 세계대전: 링겔액을 대량으로 사용하면, 희석성의 대사성 산증이 발생한다 것을 알게 되었다.
- 1932년: Alexis Hartmann은 링겔액에 유산 Na를 첨가한 링거젖산용액을 작성했다(하트만액).
- 1940년대: Darrow와 Harrison이 ORS(oral rehydration solution)의 개발을 실시했다.
- 1960년대: 하트만액과 5% 포도당액의 조합으로, 저장액이 만들어지고 유지용액으로서 판매되었다.
- 1964년: Wretlind(스웨덴)가 말초정맥으로부터 투여하는 지방유제, 포도당, 아미노산액을 개발했다.
- 1968년: Dudrick(미국)이 중심정맥루트를 개발해 고장주사액의 투여가 가능해졌다.
- 1968년: 방글라데시에서 콜레라가 유행할 때, ORS가 정맥 내 투여에 필적하다는 것이 증명되었다.
- 1978년 이후: Plastic bag에 의한 중심정맥 영양기본액이 정착되었다.

03 연습문제

●●문제

당신은 취미로 요트를 한참 즐기고 있는데, 폭풍이 일어나서 태평양을 표류하게 되었다. 다행히 식량이 건빵, 초콜렛 등 5일분 정도는 있지만, 물은 2 L의 페트병 2개(4L)밖에 없다.

어떻게 해야 수분과 염분을 확보할 수 있을까?

해답 · 해설

해수의 염분 농도는 약 3.5%이다. 이 해수와 4 L의 순수한 물로 생리식염수(0.9%)를 만들면 된다. 생리식염수는 0.9% 농도로 4 L있으므로, 식염이 36 g 포함되어 있다. 3.5%의 식염액 1 L에는 35 g이 포함되어 있는 것이다.

해수 X L를 취하면 35X의 염분이 있다고 생각할 수 있다. 4 L의 순수한 물과 혼합하면 총용량은 (4+X) L가 된다.

35X=9×(4+X), X=1.38 L, 해수 1.38 L와 순수한 물 4 L, 즉 4 L : 12 L=1 : 3의 비율로 혼합하면 약 0.9%의 생리식염수 5.38 L를 만들 수 있다. 이것으로 5일간은 버틸 수 있을 것이다.

04 연습문제

증례

57세의 여성. 몇일 전부터 구토를 반복해 긴급 입원했다. 4개월 전에 췌장암이라는 진단을 받았지만, 근본적인 치료와 수술이 곤란하여 자택 안정을 취하고 있었다.

신장 165 cm, 체중 55 kg, 체온 36.6℃ 맥박 100/분. 혈압 110/60 mmHg.

의식은 맑음. 구토가 빈번하고 코위관을 삽입해 1일에 약 2 L를 흡인했다.

[소변검사 소견] 이상 없음

[혈액검사 소견] 적혈구 398만, Hb 11.9 g/dL, Ht 36.5%, 백혈구 13,000

[혈청생화학 소견] 공복 시 혈당 96 mg/dL, HbA1c 5.4%(기준 4.3~5.8), TP 5.6 g/dL, Alb 3.5 g/dL, BUN 16 mg/dL, Cr 0.8 mg/dL, 요산 1.3 mg/dL, Na 131 mEq/L, K 4.0 mEq/L, Cl 78 mEq/L

●●문제

① 혈청음이온차가 정상이라고 가정하면, 예상되는 HCO_3^+는 얼마일까?

② 호흡성 보상이 정상이라고 하면, 예상되는 pH는 얼마일까?

③ 1개월 전의 검사 소견에서는 BUN 20 mg/dL, Cr 0.8 mg/dL, 요산 4.2 mg/dL, Na 140 mEq/L, K 4.6 mEq/L, Cl 97 mEq/L으로 나타났는데, 입원 시의 체액상태를 어떻게 판단할 수 있을까?

④ 어떤 치료를 하면 좋을까?

해답 · 해설

① 혈청음이온차이 정상이라고 가정하면, 예상되는 HCO_3^-는 얼마일까?

혈청음이온차=12(1다스),

HCO_3^-=24(2다스),

Na−Cl=음이온차+HCO_3^-=36(3다스)라는 관계식이 있다.

이번 증례에서는 Na 131 mEq/L, K 4.0 mEq/L, Cl 78 mEq/L이므로, Na−Cl=131−78=53이 된다. 음이온차을 정상 12라고 가정하면, HCO_3^-=Na−Cl−음이온차=53−12=41로 예상할 수 있다.

즉, HCO_3^-가 뚜렷하게 증가하고 있으므로 대사성 알칼리증이 존재한다고 판단된다.

② 호흡성 보상이 정상라고 하면, 예상되는 pH는 얼마일까?

호흡성 보상이 정상이라고 하면, $PaCO_2$=HCO_3^-+15=41+15=56으로 예상된다.

이 때의 혈중[H^+]=(24×$PaCO_2$)÷HCO_3^-가 되기 때문에, 대입해 보면 [H^+]=(24×$PaCO_2$)÷HCO_3^-=(24×56)÷41=30이 된다.

pH=7.(80−[H^+])=7.50으로 추측할 수 있기 때문에, 저염소혈증성 대사성 알칼리증이라고 진단한다. 원인은 위액의 대량 배액(drainage)에 의한 것이다.

③ 1개월 전의 검사 소견에서는 BUN 20 mg/dL, Cr 0.8 mg/dL, 요산 4.2 mg/dL, Na 140 mEq/L, K 4.6 mEq/L, Cl 97 mEq/L으로 나타났는데, 입원 시의 체액 상태를 어떻게 판단할 수 있을까?

[1개월 전의 데이터]

BUN 20 mg/dL, Cr 0.8 mg/dL, 요산 4.2 mg/dL, Na 140 mEq/L, K 4.6 mEq/L, Cl 97 mEq/L

[입원 후의 데이터]

BUN 16 mg/dL, Cr 0.8 mg/dL, 요산 1.3 mg/dL, Na 131 mEq/L, K 4.0 mEq/L, Cl 78 mEq/L

양쪽을 비교해 보자. 요산, Na, K, Cl가 저하되어 있다. 체액량이 큰 폭으로 저하되었기 때문에, ADH(antidiuretic hormone: 항이뇨호르몬)의 분비가 자극되고, 물의 재흡수가 일어나 요산, Na가 저하되고 있다고 생각할 수 있다.

이 상태는 SIADH(syndrome of inappropriate secretion of antidiuretic hormone: ADH 부적합 분비증후군)라고 하기보다는, 대폭적인 체액량 감소에 의한 반응이라고 생각하는 편이 좋을 듯 하다.

④ 어떤 치료를 하면 좋을까?

치료법의 기본은 Cl을 주체로 한 수액요법을 실시한다. 즉 생리식염수를 위액의 상실분 이상으로 보충하는 것이 중요하다. 저염소혈증성의 대사성 알칼리증의 교정이 필요한 경우에는 Na함유량과 Cl함유량을 비교해 Cl함유량이 많은 아미노산 수액제를 사용하기도 한다. 결국 Cl을 충분히 보급하는 것이 기본이다.

요세관에서 HCO_3^- 재흡수를 억제하고, 대사성 산증을 일으키는 약제로서는 탄산탈수소효소 억제제(다이아목스)가 있다. 이론적으로는 대사성 알칼리증에 유효하고 대사성 알칼리증을 개선시킨다. 그러나 이뇨작용이 주작용이므로 체액량이 한층 더 감소한다. 그 결과 쇼크상태, 혹은 심부정맥 혈전증 혹은 폐색전증을 일으킬 위험이 있다. 즉 이 환자의 기본치료법은 눈앞의 대사성 알칼리증을 개선하는 것은 아니라, 위액상실에 따른 체액량의 대폭적인 감소로 인한 저염소혈증성 대사성 알칼리증이기 때문에, 생리식염수를 투여해야 한다.

Chapter 2
나트륨(Na)

Infusion

10 체액량과 Na의 관계는 어떻게 되어 있을까?

체액량과 체내 Na량과는 밀접한 관계가 있다. 다음의 3가지 시스템으로 작동하고 있다.

1 혈청 Na수치－체액량계

(혈청 Na수치의 2배＋α)는 혈장삼투질농도에 필적한다. 시상하부는 혈액뇌장벽(BBB: blood-brain barrier)의 발달이 좋지 않기 때문에 삼투질농도 수용체세포는 혈장삼투질농도의 영향을 크게 받는다. 혈장삼투질농도가 285~290 mOsm/L에서 2% 정도 상승하면, 삼투질농도 수용체세포가 감지하고, 구갈중추를 자극해 음수를 재촉한다. 또 항이뇨호르몬인 ADH의 분비를 촉진한다(그림 2). ADH의 작은 상승으로, 요의 농축이 최대에 이른다는 특징이 있다. 반대로 2% 정도 혈장삼투질농도가 저하되면, ADH의 작용은 거의 완전히 억제된다. ADH 분비량=0.38×(혈장삼투질농도－280)의 관계식이 성립한다.

2 체액량－체내 Na량계

체액량이 감소하면 사구체여과량이 저하된다. 혹은 요세관에서의 염분손실량이 많으면 체액량 감소를 감지해서, 사구체옆장치(juxtaglomerular apparatus)로부터 레닌이 분비된다. 그리고 최종적으로는 부신에서의 알도스테론(aldosterone)에 의해 요세관으로의 Na 재흡수, K 배설이 일어나 체내 Na량이 증가하고, 체액량이 상승한다. 이것이 체액량 (V)을 파악하고 용질량 (Q)을 조절하는 관계이며, 레닌·알도스테론(renin angiotensin)계라고 한다.

3 체액량-체액량의 관계

체액량이 감소해서 좌심방압이 저하하면 ADH의 분비를 항진시켜 수분의 재흡수가 증가한다(그림 3). 좌심방압 저하로 인한 ADH의 분비는 별로 중요하지는 않지만 매우 강력한 작용이 있다.

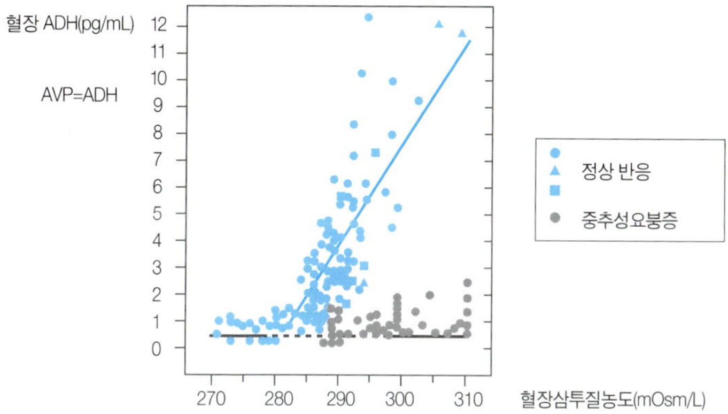

그림 2 혈장삼투질농도과 ADH분비 관계

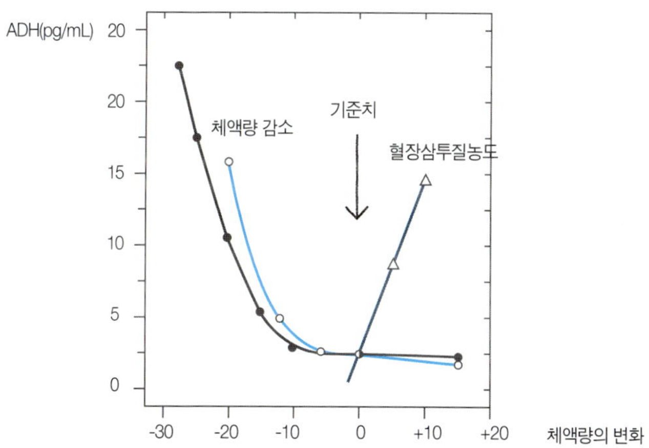

그림 3 체액량 및 혈장삼투질농도의 변화와 ADH의 분비

11 혈청 Na수치는 어떻게 결정되는 것일까?

단순하게 생각하면 세포외액에 Na가 많이 포함되어 있기 때문에, 혈청 Na수치는 Na량÷세포외액량과 같은 느낌이 있다. 그러나 체액량의 2/3(체중의 40%)에 상당하는 Na가 세포 내에도 약 20 mEq/L의 농도로 존재하고 있다. 또 칼륨이 약 100 mEq/L로 존재하고 있어, 세포 내의 삼투질농도와 세포 외의 삼투질농도를 같게 하기 위해서 Na, K 농도가 조절된다.

만약 전해질을 포함하지 않는 수분을 다량으로 세포 외에 투여하면, 세포외액의 삼투질농도는 저하된다. 그 다음 단계로 물이 세포 내로 이동해 세포 내액의 삼투질농도가 저하하고, 세포외액과 같아져 균형을 이룬다. 만약 체내의 K가 큰 폭으로 감소하면, 세포 내의 K도 큰 폭으로 감소한다. 그렇게 하면 세포 내의 삼투질농도가 저하해 물은 세포 외로 이동하고, 삼투질농도의 균형이 유지된다. 그 결과, 혈청 Na수치는 저하한다. 이러한 점을 고려하면, 혈청 Na수치는 (체내 총 Na양[exchangeable]+체내 총 K양[exchangeable])÷체액량의 관계가 있다.

여기서[exchangeable]라고 하는 조금 이해하기 어려운 용어를 사용하고 있는데 이것은 세포 내·외를 이동할 수 있는 것이라는 개념이다.

또한 Na에는 세포 외에서 급속히 소실하는 것과 서서히 이동하는 것 2가지 종류가 있다.

최근 피하조직에 저장된 Na가, glucosamine glucan염 중합체를 형성해 Na전체량의 15~20%를 차지하고 있다는 것이 밝혀졌다.

이것은 수용액이 아니기 때문에, 직접적으로는 혈청 Na수치와 관련이 없지만 향후 저장 Na라고 하는 점에서 비만, 고혈압과 중요한 관련이 있다.

참고문헌

1) Edelman, I. S., et al.: Interrelations between serum sodium concentration, serum osmolarity and total exchangeable sodium, total exchangeable potassium and total body water. J Clin Invest, 37: 1236-1256, 1958

2) Titze, J., et al.: Glycosaminoglycan polymerization may enable osmotically inactive Na+storage in the skin. Am J Physiol Heart Circ Physiol, 287(1): H203-208, 2004 ; Epub 2004 Feb 19

12 혈청 Na수치, 혈장삼투질농도, 요 삼투질농도와 ADH의 관계는 어떻게 될까?

Let's Try

수액시트 9 혈장삼투질농도와 ADH 분비

혈청 Na수치, 혈당치, BUN, 요 삼투질농도 실측치를 입력해 보자. ADH 분비량을 예측할 수 있다.

혈청 Na 수치(mEq/L)	(143)
혈당치(mg/dL)	(120)
BUN(mg/dL)	(36)
요 삼투질농도 실측치(mOsm/L)	(830)
혈장삼투질농도 예측치(mOsm/L)	(306)
유효 혈장삼투질농도 예측치(mOsm/L)	(293)
혈장삼투질농도에 대한 측정 ADH 분비량(pg/mL)	(9.7)
ADH 분비 예측치(실측 근사)(pg/mL)	(4.6)

※측정 ADH 분비량=ADH 분비 예측치: 정상반응
※측정 ADH 분비량>ADH 분비 예측치: ADH 분비부전 등
※측정 ADH 분비량<ADH 분비 예측치: 데이터 재검토 필요

혈장삼투질농도는 2×혈청 Na수치+혈당/18+BUN/2.8으로 예측할 수 있다. 다만 BUN는 세포막을 쉽게 통과하기 때문에, 유효삼투질농도는 2×혈청 Na수치+혈당/18이 된다. 혈장삼투질농도가 낮으면 ADH 분비가 제로가 되어 저장성 요(옅은 소변)이 배설된다. 그러나 혈장삼투질농도가 280 mOsm/L이상이 되면, ADH가 분비되어 요에서 물이 재흡수되기 때문에 삼투질농도가 높은 요(진한 소변)가 배설된다.

이 내용들을 그림 4에 표현하였다. 요 삼투질농도/혈장삼투질농도의 값을 1.7배로 하면 ADH의 분비량과 비슷하다.

ADH를 검사해도 결과가 나오기까지 약 1주일 정도가 소요되므로, 외래에서는 이 추측 방법을 마스터해 두면 응용이 편리하다(수액시트 9).

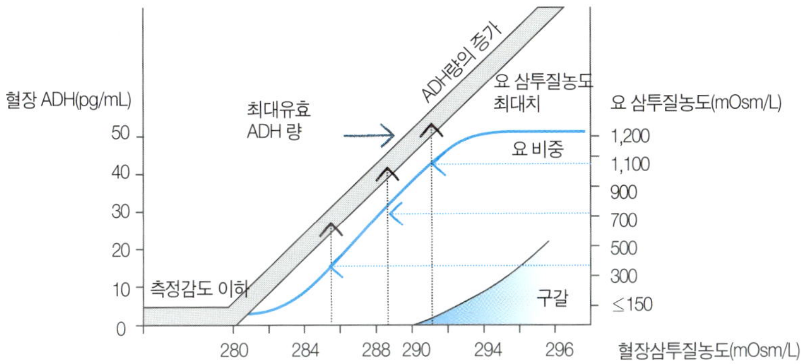

그림 4 혈장삼투질농도와 요 삼투질농도와 ADH의 관계

수액시트 9)에 포함된 계산식

- 혈장삼투질농도 예측치(mOsm/L)= 2×혈청 Na수치(mEq/L)+혈당치(mg/dL)÷18+BUN(mg/dL)÷2.8
- 유효 혈장삼투질농도 예측치(mOsm/L)= 2×혈청 Na수치(mEq/L)+혈당치(mg/dL)÷18
- 혈장삼투질농도에 대한 추정 ADH 분비량(pg/mL)= 0.38×[혈장삼투질농도 예측치(mOsm/L)−280]
- ADH 분비 예측치(실측 근사)(pg/mL)=1.7×[요 삼투질농도 실측치(mOsm/L)÷혈증삼투질농도 예측치(mOsm/L)]

참고문헌

1) Narins, R. G. & Krishna, G. C. : Disorders of water balance. In Internal Medicine(Stein, J. H. ed.), p.794, Little Brown, Boston, 1987

13 일본인의 평균적인 요 중 Na배설량은 어느 정도일까?

Let's Try

수액시트 10 Na양과 염분의 관계

아래와 같이 Na양의 단위를 변환할 수 있다.

Na양(mEq)	(170.0)
Na양(g)	(2.5)
NaCl양(g)	(10.0)
NaCl양(g)	(10.0)

NaCl양(g)	(10.0)
NaCl양(g)	(6.4)
Na양(mEq)	(170.0)
Na양(g)	(3.9)

일반적으로 「염분」이라고 하는 경우는 NaCl(식염)을 가리킨다. NaCl의 분자량은 23+35.5로 58.5가 된다. 58.5 g의 NaCl이 1 mol=1,000 mmol(=mEq)이 된다. 1.0 g의 NaCl은 1÷58.5=17.1 mmol(mEq)이 된다. 혈청 Na수치는 mEq/L로 표현하고 있지만, 그것이 어느 정도의 염분량에 상당한지는 판단이 곤란하다. 예를 들면 요 중 Na총량이 하룻동안에 170 mEq라고 하면, NaCl은 170÷17=10 g에 상당하는 것을 알 수 있다(수액시트 10). 발한 혹은 요 이외의 배설량이 1 g 정도라고 추정하면, 이 사람의 1일 염분 섭취량은 요 배설량 10 g+발한 1 g=11 g이라고 추측할 수 있다.

동양인의 평균적인 염분 섭취량은 10~13 g/일 정도이다. NaCl(식염) 1.0 g에 Na는 17 mEq 함유되어 있기 때문에, Na 섭취량은 13×17=221 mEq가 된다.

후생노동성이 추천하고 있는 염분 섭취량 7.0 g/일은 119 mEq과 비슷하다. 섭취한 염분의 대부분이 소변으로 배설되기 때문에, 1일 소변량이 1.5 L였다면, 요 중 Na농도는 79~147(약 80~150) mEq/L가 된다. 간단하게 말하면, 요 중 Na배설량은 100 mEq/L 전·후라고 기억해 두면 편리하다.

음식 중의 염분량의 개략을 기억해 두면 환자에게 식사지도를 할 때에 도움이 된다. 최근 편의점 도시락 등에도 Na량이 기재되어 있지만, 작게 기재해 놓기 때문에 (?) 실제의 염분량과는 다를 수 있다. Na량이라고 기재되어 있는 경우에는, 58.5÷23=2.54배가 NaCl량이 된다. 염분을 지나치게 섭취하지 않도록 주의하자.

수액시트 10)에 포함된 계산식

- Na양(mEq)으로부터 NaCl양(g)으로의 변환=Na양(mEq)÷17
- Na양(g)으로부터 NaCl양(g)으로의 변환=Na양(g)×58.5÷23
- NaCl양(g)으로부터 Na양(mEq)으로의 변환=NaCl양(g)×17
- NaCl양(g)으로부터 Na양(g)으로의 변환=NaCl양(g)×23÷58.5

14 저나트륨혈증일 경우의 임상증상에는 어떠한 것이 있을까?

저나트륨혈증은 입원환자중에서 가장 흔한 전해질이상이다. 혈청 Na수치가 130~135 mEq/L인 환자는 입원 환자의 15~22%, 외래응급 환자 중에서는 7%를 차지한다고 한다. 또 130 mEq/L 미만인 환자는 입원 환자의 1~7%라고 한다.

임상증상으로 125 mEq/L 이상에서는 거의 무증상이지만, 혈청 Na수치에 의해서 결정되는 것은 아니다. 급성 발증(48시간 이내), 즉 시간당 저하율에 의존한다. 저나트륨혈증에서는 혈장삼투질농도도 저하된다. 따라서 물이 뇌세포 내로 이동하고 뇌부종이 생긴다. 저나트륨혈증에서는 아래와 같은 증상이 출현한다. 두통, 구역, 구토, 근육 경련, 실견당식, 반사 저하가 발생하는데, 급격히 발생할 경우에는 간질 발작, 혼수, 호흡 정지, 뇌헤르니아, 사망에까지 이른다(표 4). 다만 임상증상으로 혈청 Na수치를 추측할 수는 없다.

증상	
① 두통	
② 구역	
③ 구토	
④ 근육 경련	
⑤ 실견당식	
⑥ 반사 저하	
⑦ 간질 발작	a. 급격한 발생 시에 나타난다
⑧ 혼수	a
⑨ 호흡 정지	a
⑩ 뇌헤르니아	a
⑪ 사망	a

표 4 저나트륨혈증의 임상증상

참고문헌

1) Anderson, R. J., et al.: Hyponatremia; a prospective analysis of its epidemiology and the pathogenetic rile of vasopressin. Ann Intern Med, 102: 164-168, 1985

2) Upadhyag, A., et al.: Incidence and prevalence of hyponatremia. Am J Med, 119(Supple1): S30-S35, 2006

15 저나트륨혈증 환자에의 접근(approach)은 어떻게 하면 좋을까?

Let's Try

수액시트 11 유효 혈장삼투질농도

혈청 Na수치, 혈당치, BUN를 입력하면 삼투질농도를 예측할 수 있다.

혈청 Na수치(mEq/L)	(140)
혈당치(mg/dL)	(90)
BUN(mg/dL)	(14)
혈장삼투질농도 예측치(mOsm/L)	(290)
유효 혈장삼투질농도(mOsm/L)	(285)

수액시트 12 고삼투성(고장성) 저나트륨혈증의 보정 후 혈청 Na수치

혈청 Na수치, 혈당치를 알면 보정치를 계산할 수 있다.

혈청 Na수치(mEq/L)	(131)
혈당치(mg/dL)	(500)
보정 후의 혈청 Na수치(mEq/L)	(137)

1 저나트륨혈증에의 접근(approach)

① 세포외액량(체액량)을 평가하자. 대폭적인 체액량 감소(즉 체중감소)가 있는 경우에는 ADH 분비가 증가함에 따라 물의 재흡수량이 증가하고 수분 과잉에 의한 저나트륨혈증이 발생한다.

② 혈장삼투질농도를 추측해 보자. 유효 혈장삼투질농도(tonicity)는 BUN을 제외한 식(2× 혈청 Na+혈당÷18)으로 계산할 수 있다(수액시트 11).

③ 혈장삼투질농도, ADH를 오더로 내지만 ADH의 결과를 얻는 것은 1주일 후이므로, 임상현장에서는 도움이 되지 않는다. 항목 12의 수액시트 9 등을 이용하면 ADH를 추측할 수 있다.

④ 실측 혈장삼투질농도=혈장삼투질농도 예측치 또는 유효 혈장삼투질농도(tonicity)가 275 mOsm/L 미만, 요 삼투질농도가 100 mOsm/L 이상이면 저삼투압성 저나트륨혈증이다.

⑤ 실측 혈장삼투질농도>혈장삼투질농도 예측치라면(삼투질 차), 가성 저나트륨혈증(고중성 지방혈증, protein 혈증), 혹은 고삼투압성 저나트륨혈증(고혈당, 만니톨 투여)이라고 판단한다. 이 경우에는 혈청 Na수치에 보정을 실시하고 고민해 볼 필요가 있다(수액시트 12).

⑥ 저나트륨혈증의 환자 중에서 대부분이 저삼투압성 저나트륨혈증이다.

⑦ 혈당치가 100 mg/dL 상승하면, 혈청 Na수치는 약 1.6 mEq/L 저하한다. 삼투질농도는 2.0 mOsm/L 상승한다.

수액시트 11)에 포함된 계산식

- 혈장삼투질농도 예측치(mOSm/L)=2×혈청 Na수치(mEq/L)+혈당치(mg/dL)÷18+BUN(mg/dL)÷2.8
- 유효 혈장삼투질농도(mOSm/L)= 2×혈청 Na수치(mEq/L)+혈당치(mg/dL)÷18

수액시트 12)에 포함된 계산식

- 보정 후의 혈청 Na수치(mEq/L)=혈청 Na수치(mEq/L)+1.6×[혈당치(mg/dL)−100]÷100

16 저삼투압성 저나트륨혈증의 원인은?

저삼투압성 저나트륨혈증의 원인으로서 표 5와 같은 것을 들 수 있다.

1. 신장에서의 수분배설 기능장해	
1) 세포외액량의 감소	
① 신장에서의 Na 상실(이뇨제, 삼투성이뇨, 부신부전 등) ② 신장 이외에서의 Na 상실(설사, 구토, 실혈, third space로의 체액 이동)	
2) 세포외액량의 증가	
① 심부전 ② 간경화 ③ 신증후군	④ 신부전 ⑤ 임신
3) 세포외액량이 불변	
① Thiazide 이뇨제 ② 갑상선 기능저하증 ③ 부신부전	④ SIADH(ADH 부적절 분비증후군) ⑤ 전해질 섭취 부족 (beer potomania, tea-and toast diet)
2. 수분 과잉 섭취	
1) 심인성 다음증	
2) 염분이 없는 용액의 투여	
3) 과잉 수분 섭취	

표 5 저삼투압성 저나트륨혈증의 원인

참고문헌

1) Adrogué, H. J. & Madias, N. F.: Hyponatremia. N Engl J Med, 342: 1581-1589, 2000

17 저삼투압성 저나트륨혈증은 SIADH라고 판단해도 좋은 것일까?

ADH는 혈장삼투질농도가 270 mOsm/L 이하가 되면 분비량이 제로가 된다.

280 mOsm/L 이상에서는 0.38×(혈장삼투질농도−280)의 식에 관계로 뇌하수체로부터 분비된다. 또 한편으로는 대폭적인 체액량의 감소로도 ADH는 대량으로 분비된다. SAIDH(syndrome of inappropriate secretion of antidiuretic hormone: 항이뇨호르몬 부적절 분비증후군)이라는 이러한 룰에서 벗어나, 저삼투압성 저나트륨혈증이 존재함에도 불구하고, 혈장삼투질농도가 270 mOsm/L 이하에서도 ADH가 부적절하게 분비되는 상태를 가리킨다. SIADH의 최초 보고는 악성 종양에 합병된 병의 상태였다.

다만 이것과는 반대로 ADH 분비가 제로일 경우에도 저나트륨혈증이 발생하거나, 분비반응의 reset에 의해 혈장삼투질농도와 ADH 분비의 관계가 왼쪽으로 어긋나는 경우도 있다. 또 요세관세포의 비정상으로 인해 물 · Na의 재흡수에 장해가 일어나서 저나트륨혈증이 나타나기도 한다. 이러한 경우에는 SIAD(the syndrome of inappropriate antidiuresis: 부적절한 항이뇨증후군)라는 개념이 제창되고 있다. 즉 SIADH 보다 약간 큰 질환개념이다.

참고문헌

1) Bartter, F. C. & Schwartz, W. B.: The syndrome of inappropriate secretion of antidiuretic hormone. Am J Med, 42: 790-806, 1967

2) Robertson, G. L.: Regulation of arginine vasopressin in the syndrome of inappropriate antidiuresis. Am J Med, 119(Suppl1): S36-S42, 2006

3) Ellison, D. H. & Berl, T.: The syndrome of inappropriate antidiuresis. N Engl J Med, 356: 2064-2072, 2007

18 저나트륨혈증 환자의 치료는 어떻게 할까?

1 임상현장에서의 대응

초진 시에 급성형인지 만성형인지를 구별하는 것이 중요하다.

1) 급성형(48시간 이내의 발생): 임상증상이 있는 경우

일반적으로 신경증상은 저나트륨혈증이 발생하는 속도에 좌우된다. 저나트륨혈증이 급속히 진행되고 있는 상황에서는 혈장삼투질농도가 급격하게 저하된다. 그렇기 때문에 세포 외의 물이 세포 내로 빠른 속도로 이동하고, 세포부종 혹은 세포 융해가 발생하기 쉬워진다. 뇌부종에 의해 의식장애 등이 출현한다.

2) 만성형(72시간 이상 경과한 경우): 임상증상이 없거나, 경미한 경우

서서히 저나트륨혈증이 진행했을 경우에는 물의 이동도 느리며, 세포의 손상이 적다. 72시간 이상의 경우를 만성이라고 판단하고 있다. 48~72시간 사이는 만성에 가까운 상태라고 판단한다.

의식장애 등은 혈청 Na수치가 120 mEq/L 전 · 후로 개선되기 때문에, 120 mEq/L 전 · 후를 치료목표로 한다(표 6).

급속 교정으로서 고농도 식염수를 사용할 때의 중요한 기준은 3가지가 있다.

- 임상증상이 있는 환자
- 농축뇨(요 삼투질농도 200 mOsm/L 이상)
- 정상 범위 내의 체액량 혹은 약간 과잉된 체액량

고농도 식염수의 투여만으로는 염분부하가 되므로 라식스와 병용해서 사용한다.

급성 저나트륨혈증	목표 혈청 Na수치(mEq/L)	120~125
	1시간 내의 상승(mEq/L)	1~2
	24시간 내의 상승(mEq/L)	10~15
CPM의 위험인자가 있는 환자	24시간 내의 상승 (mEq/L 이내)	10
만성 저나트륨혈증	목표 혈청 Na수치(mEq/L)	120
	1시간 당(mEq/L)	0.5~1
	24시간 당(mEq/L 이내)	8

표 6 저나트륨혈증의 치료 원칙

그러면 1/2 생리식염수가 소변으로 배설되기 때문에, 수분도 상실된다. 이 때문에 혈청 Na수치는 보다 상승하기 쉬운 상태가 된다. 다만 급격한 상승일 경우에는 충분한 주의가 필요하다.

참고문헌

1) Adrogué, H. J. & Madias, N. F.: Hyponatremia. N Engl J Med, 342: 1581-1589, 2000

19 고농도 식염수를 만들려면 어떻게 하면 좋을까?

Let's Try

수액시트 13 고농도 식염수의 작성방법

생리식염수의 양과 거기서부터의 제거량, 첨가한 10%NaCl액의 양을 입력해 보자. 고농도 식염액을 간단하게 만들수 있다.

생리식염수량 (mL)	생리식염수 로부터의 제거량(mL)	10%NaCl액 (mL)	최종 농도(%)	최종 농도 (mEq/L)
(500)	(80)	(80)	(2.4)	(402.7)
염분(g)	(3.8)	(11.8)	(201.4)	
수분량(mL)	(420.0)	(500.0)		

1 고농도 식염수 사용의 주의

일상적으로 사용하고 있는 식염수는 체액의 삼투질농도(280~300 mOsm/L)에 맞춘 것으로, 생리식염수라고 한다. 염분 농도는 0.9%(9 g/1,000 mL)가 되고, 그 mol의 농도는 9÷58.5=0.154 mol/L 즉 154 mmol/L=154 mEq/L가 된다. 삼투질농도로서는 (Na+Cl)이고, 2×154=308 mOsm/L가 된다. 또 고농도 식염수로서 10%NaCl액이 있는데, 생리식염수보다 약 10배 진한 용액이며 생체에 직접 투여할 수 없다. 때문에 생리식염수와 10%NaCl액을 이용해 3% 정도의 용액을 만들 필요가 있다.

다만 항목 20에서 해설한 Adrogué-Madias의 식을 사용할 때, % 농도를 이용하는 것보다는 mmol/L=mEq/L 단위로 농도를 표현하는 것이 편리하기 때문에 mEq/L 단위로 농도를 표현하는 것이 중요하다.

2 고농도 식염수를 간단하게 만드는 방법

고농도 식염수를 만드는 방법은 잡지, 혹은 다른 서적에도 여러 가지가 기재되어 있다.

예를 들면 생리식염수 500 mL에서 100 mL를 제거한 후, 120 mL의 10%NaCl액을 더하면 3%가 된다. 이 때의 Na농도는 513 mEq/L가 되고, 이 숫자를 기억해 둘 필요가 있다. 즉 100, 120, 513으로 3가지를 꼭 기억해야 한다. 한편 생리식염수 500 mL에서 80 mL를 제거하고, 80 mL의 10%NaCl액을 첨가해 약 3%의 식염액을 만들었다면, Na농도는 403↔약 400 mEq/L가 되어 80, 80, 400으로 매우 기억하기 쉬워진다. 수액시트 13에 데이터를 입력하면 간단하게 스스로 고농도 식염수를 만들 수 있다.

수액시트 13)에 포함된 계산식

- 제거 후의 염분(g)=0.009×[생리식염수량(mL)−생리식염수로부터의 제거량(mL)]
- 제거 후의 수분량(mL)=생리식염수량(mL)−생리식염수로부터의 제거량(mL)
- 10%NaCl액을 더했을 때의 염분(g)=0.1×10%NaCl액량(mL)+제거 후의 염분(g)
- 10%NaCl액을 더했을 때의 수분량(mL)=제거 후의 수분량(mL)+10%NaCl액량(mL)
- 최종 농도(%)=100×10%NaCl액을 더했을 때의 염분(g)÷10%NaCl액을 더했을 때의 수분량(mL)
- 최종 농도(mEq/L)=1,000×[1,000×10%NaCl액을 더했을 때의 염분(g)÷58.5]÷10%NaCl액을 더했을 때의 수분량(mL)

20 식염수를 투여했을 때 혈청 Na수치의 변화를 어떻게 예측할까?

Let's Try

수액시트 14 Adrogué-Madias의 식

체중, 투여 Na농도, 투여 시의 혈청 Na수치를 입력해 보자. 투여 후의 혈청 Na수치를 예측할 수 있다.

체중(kg)	체액량(L)	투여 Na농도(mEq/L)	투여 시의 혈청 Na수치(mEq/L)
(60)	(36)	(300)	(112)
Δ[Na](mEq/L)	(5.08)		

수액시트 15 Adrogué-Madias의 수정식

체중, 투여 Na농도, 투여 K농도, 투여 시의 혈청 Na수치를 입력해 보자. 투여 후의 혈청 Na수치를 예측할 수 있다.

체중(kg)	체액량(L)	투여 Na농도 (mEq/L)	투여 K농도 (mEq/L)	투여 시의 혈청 Na수치 (mEq/L)
(60)	(36)	(50)	(20)	(135)
Δ[Na](mEq/L)	(1.76)			

어떤 농도(mEq/L)의 식염액 1.0 L를 투여했을 때의 혈청 Na수치 변화([Na])의 예측식으로서 Adrogué-Madias의 식이 있다.

Δ[Na]=[투여 Na농도(mEq/L)−혈청 Na농도(mEq/L)]÷[체액량+1.0(L)]이다.

체액량에 관해서는 Watson의 식, 혹은 남성(0.6×체중), 여성(0.5×체중)의 간편법을 사용해도 상관없고, Impedance법으로 계산해도 상관없다(수액시트 1~4).

체액량과 투여 Na농도(mEq/L)와 투여 시의 혈청 Na수치를 수액시트 14에 입력해 보자. 1.0 L를 투여한 후의 혈청 Na수치 변화율을 알 수 있다.

5% 포도당을 사용했을 경우에는 Na가 포함되어 있지 않으므로 0을 입력한다. 그렇게 하면 마이너스 수치가 나온다. 즉 이 식은 Na수치를 저하시킬 때에도 사용할 수 있다고 하는 이점이 있다.

또 투여하는 용액에 칼륨이 포함되어 있는 경우에는 Δ[Na]=[투여 Na농도(mEq/L)+투여 K농도(mEq/L)−혈청 Na농도(mEq/L)]÷[체액량+1.0(L)]이 된다(수액시트 15). 체중 60 kg의 성인에게는 3호 유지액*(KN 3호수액→Na 50 mEq/L, K 20 mEq/L 함유)을 1.0 L 투여하면 혈청 Na수치가 1.76 mEq/L 저하된다는 것을 예측할 수 있다.

수액시트 14)에 포함된 계산식

- 체액량(L)=0.6×체중(kg)
- Δ[Na](mEq/L)=[투여 Na농도(mEq/L)−투여 시의 혈청 Na수치(mEq/L)]÷[체액량(L)+1]

수액시트 15)에 포함된 계산식

- 체액량(L)=0.6×체중(kg)
- Δ[Na](mEq/L)=[투여 Na농도(mEq/L)+투여 K농도(mEq/L)−투여 시의 혈청 Na수치(mEq/L)]÷[체액량(L)+1]

참고문헌

1) Adrogué, H. J. & Madias, N. E.: Aiding fluid prescription for the dysnatremias. Intensive Care Med, 23: 309-316, 1997

21 체중이 60 kg인 사람에게 생리식염수 1.0 L를 급속히 투여하면 어떻게 될까?

체액량은 체중의 약 60%이므로 36 L가 된다. 이것이 세포 내 : 세포 외 조직 : 혈관 내=40% : 15% : 5%=8 : 3 : 1로 분포한다. 즉 24L : 9L : 3L가 된다. 이 상태로 생리식염수 1.0 L를 급속히 투여하면, 세포 외 조직과 혈관 내에 3 : 1의 비율, 즉 0.75 L : 0.25 L로 확산하게 된다. 세포 내 : 세포 외 조직 : 혈관 내=24L : 9.75 L : 3.25 L가 되고 세포 외 조직에 수분이 저장되어 부종이 발생한다. 또 순환혈액량이 증가하면 혈압이 상승한다.

Adrogué-Madias의 식(수액시트 14)을 이용해 혈청 Na수치를 예측해 보자. 생리식염수의 Na농도는 154 mEq/L이므로, 혈청 Na수치가 140 mEq/L일 경우의 혈청 Na수치는 겨우 0.4 mEq/L 상승하는 정도이다.

Adrogué-Madias의 식

체중(kg)	체액량(L)	투여 Na농도 (mEq/L)	투여 시의 혈청 Na수치(mEq/L)
60	36	154	140
⊿[Na](mEq/L)	0.38		

※수액시트 14에서

1 Adrogué-Madias의 식의 pitfall

다만 Adrogué-Madias의 식을 사용할 수 있는 것은 체액소실이 일어나지 않을 경우만이라고 하는 대전제가 있다. 통상적으로 1시간 당 60 mL의 소변이 배설되고, 그 안에는 물과 전해질도 포함되어 있다. 다뇨나 설사 등이 있는 경우에는 이 점을 감안해 평가하지 않으면 안된다.

또한 체액이상 중에서도 수분 결핍이 원인으로 탈수증(dehydration), 혹은 수분 과잉으로 인한 수분 중독 등에서는 이 공식을 사용할 수 있다. 그러나 체액량 감소(volume depletion)가 원인이거나, 양쪽의 혼합형일 경우에는 혈청 Na수치에 이상이 생기지 않는 경우가 많기 때문에 전혀 사용할 수 없다.

2007년에 이 식을 이용한 62가지의 임상 예가 보고되고 있다.

일반적으로는 예측치보다 낮은 수치가 되기 쉬운 경우, 잠재적인 순환혈액량의 감소(hypovolemia)나 수분저류가 존재하면 과잉보정이 생길 위험이 있다. 그렇기 때문에 투여 2시간 후, 4시간 후에 Na의 변동을 모니터링하면서 적절한 치료의 변경이 필요하다.

참고문헌

1) Mohamand, H. K., et al.: Hypertonic saline for hyponatremia: Risk of inadvertent overcorrection. Clin Am J Soc Nephrol, 2: 1110-1117, 2007

22 실제로 고농도 식염수를 어떻게 투여하면 좋을까?

Let's Try

수액시트 16 고농도 식염수의 투여방법

체중, 투여 시의 혈청 Na수치, 목표 혈청 Na수치, 투여 Na농도, 투여 시간을 입력해 보자. 시간 투여량(mL/시간)을 구할 수 있다.

Adrogué-Madias의 식

체중(kg)	체액량(L)	투여 Na농도 (mEq/L)	투여 시의 혈청 Na수치 (mEq/L)
(60)	(36)	(400)	(110)
⊿[Na](mEq/L)	(7.8)		

현재의 혈청 Na수치(mEq/L)	(110)
목표 혈청 Na수치(mEq/L)	(120)
⊿[Na](mEq/L)	(7.8)
필요 투여량(L)	(1.28)
투여 시간(시간)	(10)
시간 투여량(mL/시간)	(128)

만약 급성 저나트륨혈증으로, 혈청 Na수치가 110 mEq/L이고 의식장애가 있을 경우에는 고농도 식염수의 투여가 필요하다. 생리식염수 80 mL를 제거하고, 10%NaCl액 80 mL를 추가하면, 약 400 mEq/L의 식염수가 만들어 진다(chapter 2 · 19참조).

체중이 60 kg인 성인의 경우, Adrogué-Madias의 식에 각 수치를 입력해 보면, Δ[Na]=7.8 mEq/L가 된다.

다음으로 의식레벨을 회복시키려면 목표 혈청 Na수치를 120 mEq/L로 설정한다. 초기에는 그 이상으로 설정할 필요가 없다. 400 mEq/L 농도의 식염수의 필요량 =(120−110)÷7.8=1.28 L가 된다. 즉 400 mEq/L 농도의 식염액을 1.28 L=1,280 mL 투여하면, 혈청 Na수치가 120 mEq/L가 되는 것을 알 수 있다.

그 다음에 목표치를 몇 시간 후로 할지, 투여 시간을 결정한다. 이 경우 1일 보정의 스피드는 10 mEq/L 이내이기 때문에, 10시간에 7.8 mEq/L의 상승을 예측할 수 있다. 1,280 mL/10시간=128 mL/시간이 된다(수액시트 16).

이처럼 투여량과 투여 속도를 조절한다. 다만 배뇨 등이 있는 경우에는 오차가 발생하기 때문에, 투여 2시간 후에 혈청 Na수치를 측정하여 투여량을 수정한다.

수액시트 16)에 포함된 계산식

- 체액량(L)=0.6×체중(kg)
- Δ[Na](mEq/L)=[투여 Na농도(mEq/L)−투여 시의 혈청 Na수치(mEq/L)]÷[체액량(L)+1]
- 필요 투여량(L)=[목표 혈청 Na수치(mEq/L)−현재의 혈청 Na수치(mEq/L)]÷Δ[Na](mEq/L)
- 시간 투여량(mL/시간)=1,000×필요 투여량(L)÷투여 시간(시간)

23 CPM(central pontine myelinolysis)이란 무엇일까?

저나트륨혈증의 급격한 교정에 의해 생기는 의인성질환이다. 알콜중독, 영양불량, 만성적인 쇠약상태 등이 있으면 그 위험도가 높아진다. 저나트륨혈증의 교정 시에 1일 혈청 Na수치가 15~20 mEq/L 정도 상승하면, 혈장삼투질농도는 30~40 mOsm/L 정도 급격하게 상승한다. 이에 따라 수분중독상태에서는 세포부종에 빠져 있던 신경세포에서 세포 내의 물이 급격한 속도로 세포 외로 이동, 탈 골수성 변화가 생긴다. 임상경과로는 저나트륨혈증에 의한 의식장애에서 회복한 환자가 몇 일이 지나자 혈청 Na수치가 정상임에도 불구하고, 갖가지 의식장애, 신경증상이 출현했다. 교저부중심의 척수막 파괴, 희소돌기아교세포(oligodendroglia)의 소실, 탐식세포(macrophage)나 교세포가 출현한다. 병변부위로서 CPM(central pontine myelinolysis)의 빈도가 높기 때문에 잘 알려져 있지만(그림 5), 다리 이외에도 중소 뇌각, 시상, 피각, 뇌실주위백질, 대뇌피골경계부, 소뇌, 외측슬상체(lateral geniculate body) 등에도 생기므로, 최근에는 삼투압성 수초용해증후군(OMS: osmotic myelinolysis syndrome)이라고도 부른다.

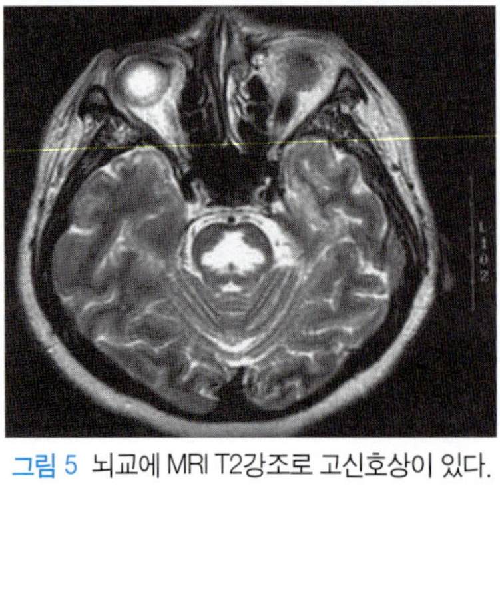

그림 5 뇌교에 MRI T2강조로 고신호상이 있다.

치료는 DDAVP(데스모프레신)나 5% 포도당액을 이용한다. 초기에 목표로 했던 혈청 Na수치(약 120~125 mEq/L)로 되돌리면 중추신경증상이 치료된다고 보고되었다.

참고문헌

1) Sterns, R. H., et al.: Neurologic sequelae after treatment of severe hyponatremia: a multicenter perspective. J Am Soc Nephrol, 4(8): 1522-1530, 1994
2) Sterns, R. H., et al.: Osmotic demyelination syndrome following correction of hyponatremia. N Engl J Med, 314(24): 1535-1542, 1986
3) Sterns, R. H., et al.: Current perspectives in the management of hyponatremia: prevention of CPM. Expert Rev Neurother, 7(12): 1791-1797, 2007
4) Oya, S., et al.: Reinduction of hyponatremia to treat central pontine myelinolysis. Neurology, 57: 1931-1932, 2001

24 SIADH의 진단에서 중요한 포인트는 무엇일까?

세포외액량, 즉 체중이 큰 폭으로 감소하고 있는 경우에는 ADH의 분비가 과잉되어, 요세관에서 물이 대량으로 재흡수되고, 저삼투압성 저나트륨혈증이 된다. 체중 변화와 소변의 배설량이 중요한 정보가 된다. 이러한 경우의 치료는 전해질용액 주체의 수액요법을 실시한다. ADH의 분비가 과잉임에도 불구하고 세포외액량이 저하하지 않을 경우에는, 가장 먼저 갑상선 기능저하증과 부신기능저하증을 감별할 필요가 있다. 그것들을 제외하고 나면, 거의 SIADH(ADH 부적절 분비증후군)라고 판단해도 무방하다(표 7). 다음 단계로서 원인의 검색이 필요하다. 치료법은 원칙적으로는 물의 제한이 필요하다. ADH 수용체 길항약도 유용하다.

기본적 사항	보완적 사항
유효 혈장삼투질농도가 275 mOsm/L 미만	혈청 요산치가 4.0 mg/dL 미만
요 삼투질농도가 100 mOsm/L 이상	BUN가 10 mg/dL 미만
임상적으로 체액량 정상	FE Na가 1% 이상, FE UN가 55% 이상
요 중 Na배설량이 40 mEq/L 이상	생리식염수로의 교정할 수 없다.
갑상선 기능저하, 부신기능이 정상	물의 제한으로 교정 가능
이뇨제를 사용하고 있지 않다.	혈장 ADH 농도의 상승

표 7 SIAD(SIADH)의 진단

참고문헌

1) Ellison, D. H. & Berl, T.: The syndrome of inappropriate antidiuresis. N Engl J Med, 356: 2064-2072, 2007

25 CSWS(Cerebral Salt Wasting Syndrome)란 어떠한 병인가?

1950년에 Peters가 중추신경계 질환으로 저나트륨혈증을 보인 3가지 예를 보고했다. 저나트륨혈증이 있어 염분 섭취량을 증가시키고 있음에도 불구하고 저나트륨혈증인 증례를 제시했다. 그 중 두번째 예로 고혈압이 있다. 전신증상으로서는 탈수가 있다고 한다. 4년 후에 Cort가 같은 증례를 보고하면서 처음으로 "cerebral salt wasting"라는 용어를 사용했다. 그 후, 몇 편의 증례보고가 있지만, 1981년에 Nelson이 SIADH와의 감별점을 분명히 한 이래 주목을 받았고, 2008년까지 119가지의 증례가 보고되었다.

SIADH와의 감별로 중요한 점은 FE phosphate가 20% 이상인 것, 레닌·알도스테론이 증가되는 점, 체액량이 감소한다는 점이다(표 8). 치료법으로는 염분 보충인데, 혈청 Na수치가 정상이 되어도, 혈청 요산수치와 FE urate가 정상화되지 않는다. 최근의 연구에서 보고된 원인으로는 근위요세관에서 Na재흡수 장애를 생각할 수 있다. CSWS로 나트륨 이뇨펩티드(hANP, BANP)의 관여가 지금까지 보고되어 왔다. 이러한 펩티드의 작용부위는 원위요세관이며, 병인의 주체는 아니라는 것이 일반적이다. 중추신경계와 관련이 있든 없든, 주요 병인은 근위요세관에서 Na, 요산, 인산의 재흡수 장애이며, RSWS(renal salt wasting syndrome)라고 일컬어지고 있다. 그러나 가까운 시일 내에 CSWS라는 용어는 소멸할 가능성도 있다.

CSWS ↔ RSWS		SIADH
역사		
1950년 Peters가 보고		1953년 Leaf가 바소프레신(vasopressin)을 투여했을 때의 변화를 기재
1954년 Cort이 CSWS를 추가 보고		1957년 Schwartz가 SIADH를 제창
1981년 Nelson이 SIADH와의 차이점을 보고		
검사 소견		
체액량	큰 폭으로 감소(hypovolemic)	정상(euvolemic)
저나트륨혈증	있다.	있다.
저요산혈증	있다.	있다.
요 중 Na농도	정상, 20 mEq/L 이상	정상, 20 mEq/L 이상
레닌 활성	상승	저하
알도스테론 농도	상승	저하
FE urate	10% 이상: Na가 정상화되도 높은 수치가 지속	10% 이상: Na가 정상화되면 저하(정상화)
FE phosphate	20% 이상	정상

표 8 SWS와 SIADH의 감별점

참고문헌

1) Peters, J. P., et al.: A salt-wasting syndrome associated with cerebral disease. Trans Assoc Am Physicians, 63: 57-64, 1950
2) Cort, J. H.: cerebral salt wasting. Lancet, 266(6815): 752-754, 1954
3) Nelson, P. B., et al.: Hyponatremia in intracranial disease: perhaps not the syndrome of inappropriate secretion of antidiuretic hormone(SIADH). J Neurosurg, 55: 938-941, 1981
4) Sterns, R. H. & Silver, S. M.: Cerebral salt wasting vaerus SIADH: What difference? J Am Soc Nephrol, 19: 194-196, 2008
5) Maesaka, J. K., et al.: Is it cerebral or renal salt wasting? Kidney Int advance online publication, 29 July 2009

26 MRHE(Mineral corticoid responsive hyponatremia of the elderly)란 어떠한 병인가?

MRHE(mineral corticoid responsive hyponatremia of the elderly: 노인성 광물코르티코이드 반응성 저나트륨혈증)란 2001년에 일본의 이시카와(자치의과대학) 교수가 제창한 질환개념이다. 특징으로서는 ①고령자 ②경도의 체액량 감소 ③저나트륨혈증 ④레닌·알도스테론은 정상분비, ⑤ADH의 상대적 분비증가 ⑥광물코르티코이드 반응성이 있다. 치료는 fludrocortisone 0.1~0.3 mg/일을 투여하면, 임상적으로도 검사 소견상으로도 개선된다. SIADH와 CSWS의 중간에 위치하는 병의 상태라고 생각하면 된다. 그러나 그들의 논문 속에서는 MRHE 환자군에서 혈중 코르티솔(cortisol)수치가 SIADH 환자군(518±71.7)과 비교해 심각하게 저하하고 있다(309±41.4). 또 심각함의 차이를 확실하게 서술할 수는 없지만, ACTH 레벨도 높다(7.0±0.9 vs 5.1±1.5). 즉 경도에서 중등도의 부신기능저하가 존재할 가능성이 있다. 그들의 논문에서는 ACTH 부하시험 등을 시행하고 있지 않기 때문에, 잠재적인 부신기능저하의 존재를 완전히 부정하고 있지는 않다.

그러나 질환개념으로서 지지하는 보고도 아직 없다. 향후 두 가지 질환의 관계를 분명히 할 필요가 있다.

참고문헌

1) Ishikawa, S., et al.: Close association of urinary excretion of aquaporin-2 with appropriate and inappropriate arginine vasopressin-dependent antidiuresis in hyponatremia in elderly subjects. J Clin Endcrinol Metab, 86: 1665-1671, 2001

27 마라토너(athlete)의 전해질 이상에는 어떠한 것이 있을까?

1960년대는 운동 중에 음수를 시키면 않된다고 지도를 했었다. 이 때문에 운동선수에게 탈수증(고나트륨혈증)이 많다는 논문이 1969년 무렵에 몇 개인가 보고되었다. 그 후, 운동선수에게는 가능한 수분을 많이 섭취하도록 지침이 변경되었다. 또한 1981년 이후로는 스포츠 드링크가 시판되어, 운동 중의 탈수방지를 선전문구로 내세우며 운동 중의 음수가 일반화되었다. 그러나 저염분용액인 스포츠 드링크의 과입섭취에 의한 저나트륨혈증에 의해서 뇌부종으로 사망하는 선수가 다수 출현했다. 2003년 IMMDA(International Marathon Medical Directors Association)는 마라톤 러너에게 1시간 당 400~800 mL를 수분 섭취량으로 권고했다. 2005년의 논문에서 마라톤 경기 중에 응급 호송된 140명의 선수 가운데, 35명(25%)은 고나트륨혈증, 6명(12%)이 고삼투압혈증, 9명(6%)이 저나트륨혈증, 8명(16%)은 저삼투압혈증이었다. 즉 고나트륨혈증(고삼투압혈증)과 저나트륨혈증(저삼투압혈증) 둘 다 일어나기 쉬운 증상이라는 것을 알 수 있다. 2003년의 지침이 철저히 실행되지 않은 것인지, 만약 철저히 시행되고 있었다면 그 지침이 부적절했다고 생각할 수 있다. 치료에 대해서는 임상증상으로 혈청 Na수치를 추측하는 것이 불가능하므로, 응급 검사의 결과가 나올 때까지 수액요법을 대기할 필요가 있다.

참고문헌

1) Kratz, A., et al.: Sodium status of collapsed marathon runners. Arch Pathol Lab Med, 129: 227-230, 2005

28 마라토너(athlete)의 저나트륨혈증 원인은 무엇일까?

1981년에 스포츠 드링크가 시판된 이후 운동 중의 수분섭취가 일반적으로 보급되었다. 그러나 1981년과 1985년에 남아프리카에서 7시간 이상 경기에 참가한 선수 중 4명이 사망한 사태에 의해 운동 중의 수분섭취에 대해 논란이 일기 시작했다. 2005년의 N Engl J Med에 2002년의 보스턴 마라톤의 검토결과가 게재되었다. 마라톤 종료 시에 혈청 Na수치가 135 mEq/L 미만인 선수는 13%였다. 또한 120 mEq/L 미만의 중증인 선수는 0.6%였다.

단변량 해석과 다변량 분석에 따라서,

- 경기 중에 3.0 L 이상의 수분섭취를 하고 있는 것
- 체중 증가가 큰 것
- 1.6 km 마다 수분을 섭취하고 있는 것
- 경기 시간이 4시간 이상인 것
- 여성
- BMI가 낮은 것

위의 내용들이 중요한 요인인 것을 알 수 있었다.

급격하게 발병하여 뇌부종에서 뇌헤르니아(cerebral herniation)에 이르러 사망할 위험이 있으므로, 발병했을 경우에는 즉시 혈청 Na수치를 측정하고 저나트륨혈증에서 유래하는 증상이면, 고농도 식염수(3% NaCl)로 교정할 것을 권하고 있다. Adrogué-Madias의 식을 사용해 혈청 Na수치를 예측할 수 있지만, 긴급 시에는 3% NaCl액 100 mL를 비교적 급속히 투여하면 혈청 Na수치가 2~3 mEq/L 상승하기 때문에, 혈청 Na수치가 120 mEq/L 이하일 경우에는 이 방법을 추천한다.

최근에는 마라톤 선수뿐만 아니라, 운동 선수에게 전반적으로 발병할 위험이 있다는 점에서, EAH(exercise-associated hyponatremia: 운동연관성 저나트륨혈증)라는 용어가 사용되고 있다.

참고문헌

1) Almond,C. S. D., et al.: Hyponatremia among runners in the Boston Marathon. N Engl J Med, 352: 1550-1556, 2005
2) Rosner, M. H. & Hew-Butler, T.: Exercise-associated hyponatremia. UpToDate. February 4. 2008 http://www. uptodate. com

29 고나트륨혈증의 임상증상에는 어떠한 것이 있을까?

혈청 Na수치와 신경증상의 이해에는, 아래의 표 9가 편리하다. 혈장삼투질농도가 290 mOsm/L 전·후까지 상승하면 구갈중추를 자극해 물을 마시고 싶어진다. 고령자에게 음수를 제한시키면 쉽게 고나트륨혈증이 발생한다. 또 발한에 의해서도 수분이 상실되기 때문에 고나트륨혈증이 발생한다. 이러한 상태에서는 혈장삼투질농도가 상승하고, 물이 세포질에서 세포 외로 이동하기 때문에, 세포 내 탈수가 발생한다. 즉 고나트륨혈증은 Na의 과잉이 아니라 수분부족을 의미한다. 저나트륨혈증과 마찬가지로 임상증상으로 혈청 Na수치를 추측할 수는 없다. 세포 내·외의 환경변화가 발생한 속도가 중요하다.

혈청 Na수치(mEq/L)	임상증상	코멘트
135~145	무증상	기준치 내
146~148	구갈, 음수, 불온	
149~159	불온, 피자극성 항진, 졸음증, 근육경련, 떨림, 운동실조	사망률 40~50%
160 이상	운동실조, 근긴장성 경련, 의식장애, 호흡곤란	사망률 60% 이상

표 9 Na수치와 임상증상

30 고나트륨혈증 환자의 치료목표는 어떻게 설정할까?

Let's Try

수액시트 17 수분 결핍량의 계산식(평상 시의 체중을 사용할 경우)

평상 시의 체중, 진찰 시의 혈청 Na수치, 목표 혈청 Na수치를 입력하면, 수분 결핍량(L)을 계산할 수 있다.

평상 시의 체중(kg)	(64)
진찰 시의 혈청 Na수치(mEq/L)	(150)
목표 혈청 Na수치(mEq/L)	(145)
수분 결핍량(L)	(2.1)

수액시트 18 수분 결핍량의 계산식(진찰 시의 체중을 사용할 경우)

진찰 시의 체중, 진찰 시의 혈청 Na수치, 목표 혈청 Na수치를 입력하면, 수분 결핍량(L)을 계산할 수 있다.

평상 시의 체중(kg)	(62)
진찰 시의 혈청 Na수치(mEq/L)	(150)
목표 혈청 Na수치(mEq/L)	(145)
수분 결핍량(L)	(2.1)

1 고나트륨혈증의 접근

- 수분의 결핍량(부족량)을 추측한다. 응급 외래에서 진찰했을 경우에도 진찰 시의 체중을 측정할 수 있으면, 평상 시의 체중과의 차이가 체액량의 감소량 즉 수분 결핍량이라고 보면 된다. [수분 결핍량=평상 시의 체중−현재의 체중]이 된다.
- 다른 방법으로서 혈청 Na수치로부터 추측할 수도 있다. 평상 시의 체중을 확인해 응용하는 경우(수액시트 17)와 진찰 시의 체중을 사용하는 경우(수액시트 18)의 2가지 방법이 있다.

(평상 시의 체중)×0.6×혈청 Na수치=(진찰 시의 체중)×0.6×진찰 시 혈청 Na수치의 관계가 이루어진다.

체액량의 계수 0.6은 똑같은 수치로 놓고,

(평상 시의 체중)×혈청 Na수치=(진찰 시의 체중)×진찰 시 혈청 Na수치로부터 수분 결핍량=평상 시의 체중−진찰 시의 체중에 적용시킨다.

수액시트 17 또은 18을 공식으로서 기재하고 있는 문서 · 참고서는 많지만, 수액시트 17과 18의 차이를 명확하게 기재하고 있는 것은 거의 없다. 상황에 따라 구분하여 사용하는 것이 중요하다. 수액시트 17과 18의 오차 범위는 실제로 200~300 mL 정도라고 추측되지만, 자신이 무엇에 근거해 무엇을 구하려고 하는 지를 명확하게 해 둘 필요가 있다. 고나트륨혈증 시에 투여하는 용액은 전해질을 포함하지 않는 5% 포도당액이 기본이다.

수액시트 17)에 포함된 계산식

- 수분 결핍량(L)=평상 시의 체중(kg)×[진찰 시의 혈청 Na수치(mEq/L)−목표 혈청 Na수치(mEq/L)]÷진찰 시 혈청 Na수치(mEq/L)

수액시트 18)에 포함된 계산식

- 수분 결핍량(L)=진찰 시의 체중(kg)×[진찰 시의 혈청 Na수치(mEq/L)−목표 혈청 Na수치(mEq/L)]÷목표 혈청 Na수치(mEq/L)

31 고나트륨혈증에서는 5% 포도당액을 어떻게 사용할까?

대략적으로는 수분 결핍량의 1/2량(반량)을 24시간에 걸쳐 투여한다. 그 후 나머지의 1/2을 24~72시간에 걸쳐 투여한다.

60세의 남성이 진찰 시 체중 60 kg로 혈청 Na수치가 150 mEq/L였다고 하면, 수분 결핍량=현재의 체중[(현재의 혈청 Na수치−혈청 Na수치 140)÷혈청 Na수치 140]=60×(150−140)÷140=4.28 L가 된다.

즉 약 2 L를 24시간에 걸쳐 투여하고, 나머지 2 L를 약 48시간에 걸쳐 투여한다. 다른 방법으로서 저나트륨혈증의 치료와 마찬가지로 Adrogué-Madias의 식을 이용할 수도 있다. 만약 5% 포도당액을 1.0 L 투여하면 혈청 Na수치는 약 4 mEq/L 저하한다.

Adrogué-Madias의 식

체중(kg)	체액량(L)	투여 Na농도(mEq/L)	투여 시의 혈청 Na수치(mEq/L)
60	36	0	150
⊿[Na] (mEq/L)	−4.1		

현재의 혈청 Na수치((mEq/L)	150
목표 혈청 Na수치(mEq/L)	140
⊿[Na] (mEq/L)	−4.1
필요 투여량(L)	2.5
투여 시간(시간)	
시간 투여량(mL/시간)	

※수액시트 16에서

만약 24시간에 걸쳐 2 L를 투여하면 혈청 Na수치는 8 mEq/L 저하된다.

이처럼 혈청 Na수치를 예측하면서 수액요법이 가능하기 때문에 편리하고 안전한 방법이라고 할 수 있다.

그러나 추측방법은 대략적인 예측이며 고령자, 소아는 체액량에 오차가 생긴다. 또 소변으로부터의 배설이 있으면 보정이 필요하다.

32 고나트륨혈증의 교정에서 중요한 포인트는 무엇일까?

고나트륨혈증에서는 혈장삼투질농도가 상승한다. 즉 물이 세포 내에서 세포 외로 이동함으로써 세포 내 탈수가 발생한다. 5% 포도당액을 투여하면 세포 내로 수분이 공급되어 상태는 개선되지만, 환경이 급격하게 변화하면 세포상해가 발생한다. 저나트륨혈증의 교정에서도 교정 속도가 중요하다. 급성 고나트륨혈증에서도 Na수치의 저하는 1시간 동안 1 mEq/L 이내, 24시간 동안 12 mEq/L 이내이다. 또 만성 고나트륨혈증에서는 그 반이라고 기억해 두자. Na수치를 최대한 저하시킨다 하더라도 24시간 내의 저하량은 10 mEq/L 이내가 되어야한다.

급성 고나트륨혈증	목표 혈청 Na수치(mEq/L)	145
	1시간 내의 저하(mEq/L)	1
	24시간 내의 저하(mEq/L)	12 이내

만성 고나트륨혈증	목표 혈청 Na수치(mEq/L)	145
	1시간 내의 저하(mEq/L)	0.5
	24시간 내의 저하(mEq/L)	10 이내

표 10 고나트륨혈증의 치료 원칙

※수분 결핍량의 1/2을 24시간에 걸쳐 교정한다.
※나머지 1/2을 24~72시간에 걸쳐 교정한다.

33 푸로세미드(furosemide)를 투여하면 요량, Na량, GFR는 어떻게 변할까?

푸로세미드(라식스)는 Henle고리 상행각에 있는 Na-K-2Cl운반체에 작용한다. 사구체에서 여과된 Na의 99%는 요세관에서 재흡수된다. 여과된 Na의 30~40%는 Na-K-2Cl운반체에 의하여 재흡수된다. 푸로세미드를 투여하면, 염분이 소실되어 레닌·안지오텐신·알스테론계(renin-angiotensin-aldosterone system)가 활성화된다. 그러면 원위요세관에서 Na가 재흡수되고 K가 요세관으로 분비된다. 그러나 모든 Na가 재흡수되는 것은 아니고, 요 중의 Na총량은 증가한다. 원위요세관, 집합관에서의 Na농도가 높기 때문에 삼투질농도는 상승한다. 그 결과, 수분이 요세관세포에서 요세관강으로 들어간다. 이상의 결과로 요량이 증가한다. 즉 푸로세미드를 투여하면 요 중 Na배설량과 수분량이 증가한다.

푸로세미드를 정맥 내 투여하면, 30분 이내에 500 mL, 혹은 1시간 이내에 1 L 정도의 요량에 이르게 된다. 1시간 동안의 요량이 1 L라고 가정하면, 요 중 Na농도는 1/2 생리식염수에 상당하기 때문에, 생리식염수 0.5 L와 전해질을 포함하지 않는 물(예: 5% 포도당액) 0.5 L의 혼합액이 배출되는 것과 비슷하다. 그러나 사구체여과율(GFR)은 저하한다.

34 hANP를 투여하면 요량, Na량, GFR은 어떻게 변화할까?

hANP는 순환혈액량이 증가하면 심방에서 분비되는 나트륨이뇨 펩티드이다. hANP에는 A, B, C의 3종류가 있다. 또 수용체도 3종류가 있다. ANP는 원위요세관에 작용해 Na배설량을 증가시킨다. 그러면 집합관 내의 삼투질농도가 상승하기 때문에, 물이 요세관 쪽으로 이동한다. 또한 사구체여과율(GFR)을 증가시키는 기능이 있어, 체내의 Na가 배설되는 방향으로 작용한다.

hANP는 Na의 이뇨작용 이외에 혈관확장 작용, 레닌·안지오텐신·알도스테론계(renin-angiotensin-aldosterone system)의 억제작용을 갖고 있어 심장의 전부하 · 후부하의 경감에 작용한다. 사용량은 0.0125μg/kg체중/분의 저용량부터 개시해 최대 0.2μg/kg체중/분까지 증가할 수 있다.

푸로세미드(라식스)와 비교해서 요량의 증가, Na배설량(1/2 생리식염수 정도)은 동일한 정도이지만, 사구체여과량이 hANP를 투여하면 상승하고 푸로세미드를 투여하면 저하한다는 것이 큰 차이점이다.

35 생리식염수 1.0 L의 급속 투여 종료 시에 푸로세미드(furosemide)를 정맥 내에 투여하면 혈청 Na수치는 어떻게 변화할까?

체중 60 kg인 사람에게 생리식염수 1.0 L의 급속 투여 종료 시에, 푸로세미드(라식스)를 정맥 내 투여해 1시간 동안 1.0 L의 소변이 배설되었다면, 이 때의 혈청 Na수치는 어떻게 변화할까(항목 21과 33의 응용문제이다)

푸로세미드를 투여하면 1/2 생리식염수에 상당하는 요가 배설되기 때문에, 1.0 L의 요가 배설되었다면 0.5 L의 생리식염수와 물이 0.5 L 배설된 것이다. 생리식염수 1.0 L를 투여한 만큼의 0.5 L는 그대로 요로 배설되었다고 생각할 수 있다. 결과적으로 배설된 수분 0.5 L를 생리식염수 0.5 L로 옮겨놓은 것이 된다.

세포외액은 9 L+3 L=12 L이고, 최초의 혈청 Na수치가 140 mEq/L였다고 하면, 세포외액의 Na총량은 140×12=1,680 mEq가 된다. 수분 0.5 L가 요로 배설되어도 Na의 총량은 변하지 않을 것이다. 여기에 생리식염수분 0.5 L×154=77 mEq 추가하면 세포외액량 12 L로 돌아온다. 혈청 Na농도는 (1,680+77)÷12=146 mEq/L가 된다. 즉 약 6 mEq/L 상승한 것이다. 생리식염수+푸로세미드를 투여하면 혈청 Na수치는 생리식염수만 투여할 때보다 상승한다.

36 5% 포도당액 1.0 L의 급속 투여 종료 시에 푸로세미드(furosemide)를 정맥 내에 투여하면 혈청 Na수치는 어떻게 변화될까?

체중 60 kg인 사람에게 5% 포도당액 1.0 L의 급속 투여 종료 시에 푸로세미드(라식스)를 정맥 내 투여했다. 1시간 동안 1.0 L의 소변이 배설되었다면, 이 때의 혈청 Na수치는 어떻게 변화할까(전 항과 마찬가지로 항목 21과 33의 응용문제이다)?

앞에서와 마찬가지로 계산해 보자.

푸로세미드를 투여하면 1/2 생리식염수에 상당하는 요가 배설된다. 그렇기 때문에 1.0 L의 요가 배설되었다면 0.5 L의 생리식염수와 물 0.5 L가 배설된 것이다. 5% 포도당액(전해질을 포함하지 않는 물) 1.0 L 투여한 양의 절반인 0.5 L는 그대로 요로 나왔다고 생각할 수 있다. 그렇게하면 배설된 생리식염수 0.5 L를 물 0.5 L로 옮겨놓은 것이 된다. 세포외액은 9 L+3 L=12 L이고, 최초의 혈청 Na수치가 140 mEq/L였다면, 세포외액의 Na총량은 140×12=1,680 mEq가 된다. 여기에서 생리식염수분 0.5 L×154=77 mEq가 요로 배설되므로 Na의 총량은 1,680+77=1,603 mEq가 된다. 이것에 물(5% 포도당액)을 0.5 L 추가하면 세포외액량 12 L로 돌아오기 때문에, 혈청 Na농도는 1,603÷12=134 mEq/L가 된다. 즉 약 6 mEq/L 저하한 것이다. 5% 포도당액 1.0 L를 투여했을 때의 혈청 Na수치는 136 mEq/L였다.

즉, 5% 포도당액+푸로세미드를 투여하면 혈청 Na수치는 한층 더 저하하게 된다.

05 연습문제

증례

33세의 남성. 체중 60 kg. 도쿄 마라톤 참가 중 30 km 지점에서 의식이 몽롱해져 쓰러졌다. 응급 호송되어 긴급검사 결과, 혈청 Na수치가 110 mEq/L, 혈청 K수치가 4.0 mEq/L이었다. 심전도는 이상이 없었다.

●●문제

① 생리식염수 500 mL와 10% NaCl용액으로 [Na농도 400 mEq/L의 고농도 식염수]을 작성해 보자.

② Na농도가 400 mEq/L인 고농도 식염수를 1.0 L 투여하면, 혈청 Na수치는 얼마나 상승할까?

③ 10%NaCl 용액 20 mL를 약 5분간 정맥 내 투여하면 혈청 Na수치는 이론상 얼마가 될까?

해답 · 해설

① 생리식염수 500 mL와 10%NaCl 용액으로 [Na농도 400 mEq/L의 고농도 식염수]을 작성해 보자.

항목 19를 참고로 하자. 500 mL의 생리식염수에서 50 mL를 제거하고, 10%NaCl 용액을 50 mL 넣으면 309.4 mEq/L의 농도가 된다.

생리식염수(mL)	제거량(mL)	10%NaCl액(mL)	%농도	mEq/L
500	50	50	1.8	309.4

※수액시트 13에서

이처럼 생리식염수 80 mL를 10%NaCl 용액과 바꾸어 넣으면 402.7 mEq/L가 된다.

생리식염수(mL)	제거량(mL)	10%NaCl액(mL)	% 농도	mEq/L
500	80	80	2.4	402.7

※수액시트 13에서

이 관계를 이해할 수 있다면, 스스로 Na농도를 자유롭게 작성할 수 있다.

→ Chapter 2 · 19 참조

② Na농도가 400 mEq/L인 고농도 식염수를 1.0 L 투여하면, 혈청 Na수치는 어느 정도로 상승할까?

Adrogué-Madias의 식을 사용해 보자. 식염수 안에 K가 포함되어 있지 않기 때문에, 보통의 식을 사용하면 된다. 체중이 60 kg이고, 체액량이 체중의 약 60%이므로, 체액량은 36 L가 된다. 이 값과 투여한 Na농도(mEq/L), 현재의 혈청 Na수치를 수액시트 14에 입력하면 투여 후의 혈청 Na수치의 증가분([Na])을 계산할 수 있다. 또 이 증례의 경우에는 급격하게 발생한 저나트륨혈증이므로, 30분 정도로 교정이 가능하다. 종료 시에는 혈청 Na수치가 110+7.9→118 mEq/L 정도가 될 것이라고 예상할 수 있다. 혈청 Na수치가 120 mEq/L 전 · 후로 의식상태가 개선된다.

→Chapter 2 · 20 참조

Adrogué-Madias의 식

체중(kg)	체액량(L)	투여 Na(mEq/L)	혈청 Na(mEq/L)
60	36	402.7	110
Δ[Na]	7.91		

※수액시트 14에서

③ 10%NaCl 용액 20 mL를 약 5분간 정맥 내 투여하면 혈청 Na수치는 이론상 얼마가 될까?

10%NaCl 용액 20 mL에는 2.0 g의 NaCl이 포함되어 있다. 수액시트 10의 3번째 단계에 2.0 g을 입력하면, 34 mEq/20 mL의 Na량이 있는 것을 알 수 있다.

Na량과 염분의 관계

Na량(mEq)	
Na량(g)	
NaCl량(g)	2.0
NaCl량(g)	

➡

NaCl량(g)	
NaCl량(g)	
Na량(mEq)	34.0
Na량(g)	

※수액시트 10에서

체액량은 60 kg×0.6=36 L가 되고, 만약에 다시 5분 정도 혈관 내에 주사하면, Na량은 거의 순환혈액 안에 분포한다고 할 수 있다. 조직액량 9 L, 순환혈액량이 3 L, 투여한 10%NaCl 용액량이 20 mL(0.02 L)이므로, (110×3+34)÷3.02=121 mEq/L 정도로 예상할 수 있다. 해설 ②와 비슷한 결과를 얻을 수 있다.

단, 이 용액의 농도는 Na 34 mEq/20 mL→34×50/1,000 mL→1,700 mEq/L가 된다. 삼투질농도는 2×Na이므로 3,400 mOsm/L가 된다. 이것은 해설 ②를 이용한 용액의 4배 이상의 삼투질농도이다. 이런 경우에는 혈관내피세포가 상해되며, 혈관통, 혈관염이 발생할 수 있기 때문에 충분한 주의가 필요하다. 이러한 경우에는 해설 ②의 치료방법을 권한다.

→Chapter 2 · 13 참조

06 연습문제

증례

81세의 남성이 오후부터 일어설 수 없게 되었다. 또한 흉통이 있어 응급차로 호송되었다. 7일 전에 좌측의 장골동맥 폐색증 때문에 혈관외과에 입원하고 있었다. 5년 전부터 고혈압 진단을 받고, CCB와 ARB를 내복하고 있었다. 1년 전에 변실금, 의식장애가 있어 가까운 병원에 입원했다. fludrocortisone 투여에 의해 정상적으로 돌아와 그 후 외래 진료로 점점 진료 횟수를 줄이다가 중지했다.

당원 응급실 진찰 시, 체중 60 kg

[혈액검사 소견] WBC 5,000, RBC 347만, Hb 11.1 g/dL, Ht 32.9 %, PLT 26.8만
Alb 3.5 g/dL, BUN 13.0 mg/dL, Cr 1.00 mg/dL,
요산 2.4 mg/dL, Na 116 mEq/L, K 4.8 mEq/L, Cl 86 mEq/L,
AST 33 U/L, ALT 14 U/L, ALP 266 U/L, 혈당 95 mg/dL

●●문제

① Na수치가 116 mEq/L일 때 예상되는 혈장삼투질농도는 얼마일까?

② 입원 후의 검사결과에서 혈청 Na수치가 116 mEq/L, 혈장삼투질농도가 240 mOsm/L일 때의 ADH는 3.2 pg/mL. 요 중 Na 144 mEq/L, K 42.4 mEq/L, Cl 138 mEq/L라는 것을 알았다. 1일 염분 배설량은 얼마일까? 이것을 어떻게 판단할까?

③ 혈청 Na수치를 24시간 동안 125 mEq/L까지 상승시키기 위해서는 생리식염수를 어떻게 투여하면 좋을까?

④ 내분비적 검사결과 레닌활성도 0.9 ng/mL/시간, 혈장 알도스테론 농도 54.6 pg/mL, 코티솔 EIA 12.5 μg/dL(6.4~21.0), ACTH 26.8 pg/mL(7.2~63.3), freeT3 2.03 pg/mL(1.71~3.71), free T4 1.10 ng/dL(0.70~1.48), TSH 5.17 μIU/mL(0.350~4.940)였다. 다음으로 필요한 검사는 무엇일까?

⑤ Rapid ACTH 부하시험(250 μg)의 결과, 코티솔(RIA) 3.7 μg/dL, 30분 후 13.5 μg/dL, 60분 후 11. 5 μg/dL였다. 어떻게 판단하면 좋을까?

해답 · 해설

① Na수치가 116 mEq/L일 때 예상되는 혈장삼투질농도는 얼마일까?

항목 15를 사용해 보자. Na 116 mEq/L, 혈당 95 mg/dL, BUN 13 mg/dL이므로, 각각을 입력해 보자.

혈청 Na수치(mEq/L)	116
혈당치(mg/dL)	95
BUN(mg/dL)	13
혈장삼투질농도 예측치(mOsm/L)	242
유효 혈장삼투질농도(mOsm/L)	237

※수액시트 11에서

혈장삼투질농도 예측치는 242 mOsm/L가 된다. 유효 혈장삼투질농도는 BUN을 제외한 만큼이므로, 237 mOsm/L가 된다.

→ Chapter 2 · 15 참조

② 입원 후의 검사결과에서 혈청 Na수치가 116 mEq/L, 혈장삼투질농도가 240 mOsm/L일 때의 ADH는 3.2 pg/mL. 요 중 Na 144 mEq/L, K 42.4 mEq/L, Cl 138 mEq/L라는 것을 알았다. 1일 염분 배설량은 얼마일까? 이것을 어떻게 판단할까?

실제로는 혈장삼투질농도가 거의 근사하게 240 mOsm/L이었다.

혈장삼투질농도가 270 mOsm/L미만에서는 ADH의 분비가 본래 제로이다. 이 환자는 ADH가 3.2 pg/mL로 비정상이라고 판단할 수 있다(ADH의 기준치는 3.5 pg/mL이지만, 그것은 혈장삼투질농도가 280 mOsm/L 이상에서의 기준이다. 기준치를 판단할 때에 오해하지 않도록 하자).

저나트륨혈증이 존재하는 상황에서 ADH가 분비되는 병의 상태를 생각해 보자. SIADH 혹은 부적절한 ADH 분비가 있는 것은 틀림없고, 대폭적인 체액량 감소일 경우에도 발생한다. 또 부신기능저하 혹은 갑상선 기능저하증일 경우에도 ADH가 분비된다.

요 중 Na 144 mEq/L, K 42.4 mEq/L, Cl 138 mEq/L에서, 요 중의 염분 배설량은 144÷17=8.5 g정도가 된다(수액시트 10). 저나트륨혈증이 존재하는 것에 비해서는 요 중 Na배설량이 보통이다. 즉 염분이 손실되고 있다고 판단해도 무방하다.

③ 혈청 Na수치를 24시간 동안 125 mEq/L까지 상승시키기 위해서는 생리식염수를 어떻게 투여하면 좋을까?

수액시트 14를 이용하면 생리식염수(Na농도 154 mEq/L)를 1 L 투여해도 Na농도가 1 mEq/L밖에 상승하지 않는 것을 알 수 있다. 125 mEq/L까지 상승시키려면 약 125-116=9 L가 필요하지만, 24시간 동안 교정하는 것은 현실적으로 불가능하다. 여기서 고농도 NaCl용액이 필요하다. 연습문제 5를 참고로 하자.

→ Chapter 2 · 20 참조

Adrogué-Madias의 식

체중(kg)	체액량(L)	투여 Na(mEq/L)	혈청 Na(mEq/L)
60	36	154	116
Δ [Na]	1.03		

※수액시트 14에서

④ 내분비적 검사결과 레닌도 활성도 0.9 ng/mL/시간, 혈장 알도스테론 농도 54. 6 pg/mL, 코티솔 EIA 12.5 μg/dL(6.4~21 0), ACTH 26.8 pg/mL(7.2~63.3), free T3 2.03 pg/mL(1.71~3.71), free T4 1.10 ng/dL(0.70~1.48), TSH 5.17 μIU/mL(0.350~4.940)였다. 다음으로 필요한 검사는 무엇일까?

여기서 내분비적 검사결과를 평가해 보자. 레닌 활성도 0.9 ng/mL/시간, 혈장 알도스테론 농도 54.6 pg/mL, 코티솔 EIA 12.5 μg/dL(6.4~21.0), ACTH 26.8 pg/mL(7.2~63.3), free T3 2.03 pg/mL(1.71~3.71), free T4 1.10 ng/dL(0.70~1.48), TSH 5. 17 μIU/mL(0.350~4.940)이었다. 언뜻 보면 특별한 이상은 없어 보인다. 여기서 1년 전의 에피소드가 중요하다. Fludrocortisone 투여에 의해 Na수치가 정상화되었다고 했는데, 2001년에 일본의 이시카와 교수(자치의과대학)가 제창한 MRHE (mineral corticoid responsive hyponatremia of the elderly: 노인성 광질 코르티코이드 반응성 저나트륨혈증)와 비슷한 가능성이 있는 특징으로서는

- 고령자
- 경도의 체액량 감소
- 저나트륨혈증
- 레닌·알도스테론은 정상분비
- ADH의 상대적 분비증가
- 광물 코르티코이드 반응성이 있다.

그러나 여기서 한번 더, 코티솔 EIA 12.5 ㎍/dL(6.4~21.0), ACTH 26.8 pg/mL(7.2~63.3)의 관계를 생각해 보자. 부신기능저하를 정말로 배제할 수 있는 것일까? 참고문헌 1을 상세하게 검토해 보면 MRHE 환자군에서는 혈중 코티솔이 SIADH 환자군(518±71.7)과 비교해 저하되고 있다(309±41.4). 그 심각함의 차이는 확실하지는 않지만, ACTH 레벨도 높아지고 있다(7.0±0.9 vs 5.1±1.5). 즉 잠재적인 부신기능저하가 제외되고 있지 않다. 때문에 rapid ACTH 부하시험이 필요하다.

→ Chapter 2 · 26 참조

⑤ Rapid ACTH 부하시험(250 ㎍)의 결과, 코티솔(cortisol)(RIA) 3.7 ㎍/dL, 30분 후 13.5 ㎍/dL, 60분 후 11.5 ㎍/dL였다. 어떻게 판단할까?

Rapid ACTH 부하시험(250 ㎍)의 결과, 코티솔(cortisol)(RIA) 3.7 ㎍/dL, 30분 후 13.5 ㎍/dL, 60분 후 11.5 ㎍/dL였다. rapid ACTH 부하시험의 평가는 ACTH 부하 후에 20 ㎍/dL 이상이 되지 않으면, 부신기능저하가 있다고 진단할 수 있다. Rapid ACTH 부하시험은 민감도 97%, 특이도 95%로 매우 간단하고 뛰어난 검사이다. rapid ACTH 부하시험(1 ㎍)에서는 30분 후에 25 ㎍/dL 미만, 혹은 기저치에서 증가가 9 ㎍/dL 이하일 경우에 부신기능저하라고 진단한다.

이 환자는 fludrocortisone 투여만으로는 저나트륨혈증도 충분히 개선될 수 없기 때문에, 부신기능저하로서 코티솔(cortisol) 20 mg/일로 전신증상도 완전히 개선되어 퇴원했다.

실제로 응급외래에 있어서 잠재적인 중증 감염증의 부신기능저하가 있는 환자는 스트레스를 받고 있기 때문에, 얼핏 보면 혈중 코티솔(cortisol)이 기준수치 내로 나타난다. 이 경우 어떻게 부신기능저하를 진단해야 할 지 최근 관심이 집중되고 있다. 이 경우에도 rapid ACTH 부하시험의 유용성이 제기되고 있다.

참고문헌

1) Ishikawa, S., et al.: Close Association of Urinary Excretion of Aquaporin-2 with Appropriate and Inappropriate Arginine Vasopressin-Dependent Antidiuresis in Hyponatremia in Elderly Subjects. J Clin Endocrinol Metab, 86: 1665-1671, 20012)

2) Dorin, R. I., et al.: Diagnosis of adrenal insufficiency. Ann Intern Med, 139: 194-204, 2003

07 연습문제

증례

70세의 여성. 체중 50 kg. 의식장애로 인해 내원했다.

[혈청생화학 소견] BUN 13.0 mg/dL, Cr 1.00 mg/dL, 요산 2.4 mg/dL, Na 116 mEq/L, K 4.8 mEq/L, Cl 86 mEq/L, 혈당치 90 mg/dL, 혈장삼투질농도 250 mOsm/L, 요 삼투질농도 300 mOsm/L

●●문제

① 예상되는 ADH 분비량은 얼마일까?

② 갑상선 기능저하증은 없었다. 또 부신기능저하도 없었다. 이 상태로 400 mEq/L의 고농도 식염수를 1.0 L 투여하면 혈청 Na수치는 어떻게 변화할까?

③ 고리이뇨제을 사용하면 혈청 Na수치는 어떻게 변화할까?

해답 · 해설

① 예상되는 ADH 분비량은 얼마일까?

이 경우는 수액시트 9의 일부를 사용한다. 혈장삼투질농도가 250 mOsm/L라고 알고 있기 때문에, 4번째, 5번째 단계부터 입력한다.

혈장삼투질농도 250 mOsm/L, 요 삼투질농도 300 mOsm/L의 관계에서 ADH 분비 추측에 관한 규칙은 항목 12를 참고하자.

혈청 Na수치(mEq/L)	116
혈당치(mg/dL)	90
BUN(mg/dL)	13
요 삼투질농도 실측치(mOsm/L)	300
혈장삼투질농도 예측치(mOsm/L)	250
유효 혈장삼투질농도 예측치(mOsm/L)	250
혈장삼투질농도에 대한 추정 ADH 분비량(pg/mL)	
ADH 분비 예측치(실측 근사)(pg/mL)	2.1

※수액시트 9에서

원래 혈장삼투질농도는 270 mOsm/L 미만에서는 ADH 분비가 0이지만, 요 삼투질농도가 혈장삼투질농도보다 높다는 점으로 보아 ADH가 분비되고 있을 가능성이 있다. 부적절한 ADH 분비가 있다고 판단되기 때문에 ADH의 측정이 필요하다.

→ Chapter 2 · 12 참조

② 갑상선 기능저하증은 없었다. 또 부신기능저하도 없었다. 이 상태로 400 mEq/L의 고농도 식염수을 1.0 L 투여하면 혈청 Na수치는 어떻게 변화할까?

다시 Adrogué-Madias의 식을 사용해 보자. 400 mEq/L의 고장 Na용액을 1.0 L투여한다. 체중이 50 kg이므로 체액량은 50×0.6=30 L가 된다.

Adrogué-Madias의 식

체중(kg)	체액량(L)	투여 Na(mEq/L)	혈청 Na(mEq/L)
50	30	400	116
⊿[Na]	9.2		

※수액시트 14에서

이것들을 입력하면 9.2 mEq/L가 상승한다는 결과가 나온다. 즉 혈청 Na수치는 116+9.2=125 mEq/L가 된다.

→ Chapter2 · 20 참조

③ 고리이뇨제를 사용하면 혈청 Na수치는 어떻게 변화할까?

고장성 Na용액을 1.0 L 투여함으로써 혈청 Na수치가 125 mEq/L가 된 단계에서 고리이뇨제를 사용해 1 L의 소변이 배설되었다고 한다. 이 소변은 0.5 L의 물과 0.5 L의 생리식염수(Na수치 154 mEq/L)에 가깝다. 세포외액량 30×4/12=10 L이므로, 혈청 Na수치는 (11×125−154×0.5)÷10=약 130 mEq/L가 된다. 즉 125 mEq/L보다 약 5 mEq/L가 상승한다. 고리이뇨제를 능숙하게 사용하는 방법을 마스터 하자.

08 연습문제

증례

78세의 여성. 발열과 의식장애가 있어 응급차로 호송되었다. 경도의 치매증상이 있어 시설에서 요양 중이었다. 진찰 시 체중 45 kg. 당원 응급실 진찰 시,

[혈액검사 소견] WBC 8,000, RBC 450만, Hb 13.51 g/dL, Ht 43 %, PLT 26.8만, Alb 4.4 g/dL, BUN 34.6 mg/dL, Cr 1.44 mg/dL, 요산 8.6 mg/dL, Na 151 mEq/L, K 4.0 mEq/L, Cl 112 mEq/L, AST 30 U/L, ALT 30 U/L, 혈당 112 mg/dL

●●문제

① 진찰 시의 체중과 혈청 Na수치로부터 수분 결핍량은 어느 정도일까?

② 어떤 수액제를 사용해야 할까? 어느 정도의 속도로 수액을 투여해야 할까? 24시간 후의 혈청 Na수치는 얼마가 될까?

③ 이 환자에게서 예상되는 혈장삼투질농도는 얼마일까?

④ 추가로 어떤 검사를 실시해야 할까?

해답 · 해설

① 진찰 시의 체중과 혈청 Na수치로부터 수분 결핍량은 어느 정도일까?

항목 30의 수액시트 17, 18을 사용하여 수분 결핍량을 추측한다. 진찰 시의 체중을 참고로 하기 때문에, 수액시트 18을 사용한다. 목표 혈청 Na수치를 140 mEq/L라고 하면, 수분 결핍량이 3.5 L인 것을 추측할 수 있다.

→ Chapter 2 · 30 참조

수분 결핍량의 계산식

진찰 시의 체중을 사용할 경우	
진찰 시의 체중(kg)	45
진찰 시의 혈청 Na수치(mEq/L)	151
목표 혈청 Na수치(mEq/L)	140
수분 결핍량(L)	3.5

※수액시트 18에서

② 어떤 수액제를 사용해야 할까? 어느 정도의 속도로 수액을 투여해야 할까? 24시간 후의 혈청 Na수치는 얼마가 될까?

Na농도가 0인 5% 포도당액을 사용한다. 통상적으로 결핍량의 반을 24시간에 걸쳐 투여하고, 나머지 반을 24~72시간에 걸쳐 투여한다. 이 환자의 경우는 3.5÷2=1.75 L를 24시간에 걸쳐 투여한다. 그 후 24시간에 걸쳐 1.75 L를 보충하면 된다. Adrogué-Madias의 식을 사용해 보자. 탈수로 인해 체액량은 체중의 약 50%라고 추측, 체중 45 kg×0.5=22.5 L가 된다. 5% 포도당액을 1 L 투여하면, 혈청 Na수치는 6.4 mEq/L 감소할 것으로 예측할 수 있다. 이 때의 Na수치는 151−6.4=145 mEq/L 정도가 된다고 예상할 수 있다.

Adrogué-Madias의 식

체중(kg)	체액량(L)	투여 Na(mEq/L)	혈청 Na(mEq/L)
(45)	22.5	0	151
Δ[Na]	−6.4		

※수액시트 14에서

이 단계에서 한번 더 5% 포도당액을 1 L 투여했을 경우, 요량 등에서의 손실분이 없다고 가정하면, 체액량은 1 L 추가되어 23.5 L가 된다. Na수치는 5.9 mEq/L 감소하여 139 mEq/L 정도가 된다. 실제로는 5% 포도당액을 0.75 L 투여함으로써 Na수치가 4 mEq/L 정도가 저하된다.

즉 24시간에 걸쳐 1.75 L의 5% 포도당액을 투여하면 140 mEq/L 정도가 된다고 예상할 수 있다.

→ Chapter 2 · 20 참조

Adrogué-Madias의 식

체중(kg)	체액량(L)	투여 Na(mEq/L)	혈청 Na(mEq/L)
(45)	23.5	0	145
Δ [Na]	−5.9		

※수액시트 14에서

③ 이 환자에게서 예상되는 혈장삼투질농도는 얼마일까?

이 환자에게서 예상되는 혈장삼투질농도은 항목 12의 수액시트 9를 사용한다.

혈청 Na수치(mEq/L)	151
혈당치(mg/dL)	112
BUN(mg/dL)	35
요 삼투질농도 실측치(mOsm/L)	
혈장삼투질농도 예측치(mOsm/L)	321
유효 혈장삼투질농도 예측치(mOsm/L)	308
혈장삼투질농도에 대한 추정 ADH 분비량(pg/mL)	15.6
ADH 분비 예측치(실측 근사)(pg/mL)	

※수액시트 9에서

BUN을 더한 혈장삼투질농도 예측치는 321 mOsm/L가 된다. BUN을 제외한 유효 혈장삼투질농도는 308 mOsm/L가 된다.

→ Chapter 2 · 12 참조

④ 추가로 어떤 검사를 실시해야 할까?

여기서 요 삼투질농도의 결과가 있으면, ADH의 분비량을 예측할 수 있다. 요 삼투질농도를 간단하게 측정할 수 없을 경우에는 요비중으로 대신 사용할 수 있다. 요비중이 1.010일 경우의 요 삼투질농도는 350 mOsm/L, 요비중이 1.020일 경우의 요 삼투질농도은 700 mOsm/L, 요비중이 1.030일 경우에는 요 삼투질농도가 1,100 mOsm/L 정도가 된다.

만약, 이 환자의 요비중이 1.010이었다면 요 삼투질농도는 350 mOsm/L라고 추측할 수 있다.

혈청 Na수치(mEq/L)	151
혈당치(mg/dL)	112
BUN(mg/dL)	35
요 삼투질농도 실측치(mOsm/L)	350
혈장삼투질농도 예측치(mOsm/L)	321
유효 혈장삼투질농도 예측치(mOsm/L)	308
혈장삼투질농도에 대한 추정 ADH 분비량(pg/mL)	15.6
ADH 분비 예측치(실측 근사)(pg/mL)	1.9

※수액시트 9에서

이 때의 ADH 분비 예측치는 1.9 pg/mL가 된다. 언뜻 보면 기준치 내이기 때문에 정상이라고 판단하기 쉽지만, 이것이 큰 함정이다.

항목 10에서처럼 건강한 성인의 ADH 분비량은 혈장삼투질농도가 상승하면 증가한다. ADH 분비량=0.38×(혈장삼투질농도−280)의 관계식으로 분비된다는 것을 알 수 있다. 이 환자에게서는 기대치 ADH 분비량=0.38×(혈장삼투질농도−280)=0.38×(321−280)=15.6 pg/mL가 되지 않으면 안된다. 기대치 15.6 pg/mL와 거리가 먼 1.9 pg/mL 밖에 분비되지 않고 있다. 이럴 경우에는 요붕증의 가능성이 있기 때문에 실제로 ADH를 측정할 필요가 있다. 다만 검사결과가 나오기까지는 1주일 정도 걸리기 때문에, 그 사이에 병의 상태를 파악해 대응할 필요가 있다.

→Chapter 2 · 10, 12 참조

09 연습문제

증례

65세의 남성. 심부전으로 순환기내과에 입원 중이다. hANP를 사용하고 있다.

체중 60 kg, 1시간 동안의 요량은 250 mL이다.

4시간 동안의 요량은 1,000 mL이었다.

[혈청생화학 소견] Alb 3.2 g/dL, BUN 26.0 mg/dL, Cr 1.00 mg/dL, 요산 2.4 mg/dL, Na 130 mEq/L, K 4.8 mEq/L, Cl 96 mEq/L

●●문제

① 4시간 동안의 요량으로부터 Na배설량은 어떻게 변화될까?

② 혈청 Na수치는 어떻게 변화될까?

③ 수액은 어떻게 해야할까?

해답 · 해설

① 4시간 동안의 요량으로부터 Na배설량은 어떻게 변화될까?

고리이뇨제를 투여하든, hANP를 투여하든, 배설된 요의 염분은 1/2 생리식염수와 동일하다. 즉 4시간 동안 1 L의 소변이 배설되었다고 하면, 0.5 L의 생리식염수(Na 수치 154 mEq/L)와 0.5 L의 염분이 포함되지 않은 물이라고 판단한다. 즉 9 g÷2=4.5 g의 염분(NaCl)이 체외로 배설된 것이다. Na량은 76.5 mEq 정도가 된다.

→Chapter 2 · 13 참조

Na량과 염분의 관계

Na양(mEq)	
Na양(g)	
NaCl양(g)	4.5
NaCl양(g)	

→

NaCl양(g)	
NaCl양(g)	
Na양(mEq)	76.5
Na양(g)	

※수액시트 10에서

② 혈청 Na수치는 어떻게 해야 할까?

체중이 60 kg이기 때문에 체액량은 약 36 L이고, 세포외액량은 12 L이다. 여기에 포함되어 있던 Na량이 130 mEq/L×12=1,560 mEq가 되었다. 여기서 4시간 동안 세포외액량이 1 L 감소했기 때문에 (1,560−76.5)/11=135 mEq/L 정도가 된다.

단순히 물이 0.5 L 감소한 것이 Na농도를 짙게 한 것이다.

③ 수액은 어떻게 해야할까?

만약 hANP를 투여하는 것과 동시에, 5% 포도당액을 4시간에 걸쳐 1 L 투여했다고 하자. 그렇다면 투여량이 요량과 일치하기 때문에 최종 체액량은 치료 전과 같게 된다. 그렇다면 (1,560−76.5)÷12=124 mEq/L가 된다. 간단하게 말하자면, 염분을 체내로부터 4.5 g 배설한 것이 된다. 그렇기 때문에 혈청 Na수치가 저하하는 이유도 납득할 수 있다. 요량을 증가시켜 염분을 배설시키고, 체액량을 줄이면서 혈청 Na수치를 안정시키는 것은 상당히 어려운 일이다.

이 점을 충분히 고려하지 않고 이뇨제를 사용해 5% 포도당액을 주체로 수액요법을 실시한다면 염분손실을 일으킨다. 그러나 생리식염수을 보충하면 염분이 저장된다.

만약 이 환자에게 hANP를 투여하는 것과 동시에, 5% 포도당액을 4시간에 걸쳐 0.4 L 투여했을 경우의 혈청 Na수치는 (1,560−76.5)÷11.4=130 mEq/L 정도가 된다. 혈청 Na수치를 저하시키지 않고 체액량은 1.0−0.4=0.6 L 줄일 수 있게 된다. 이뇨제를 사용했을 경우의 요량과 수액 투여량의 관계를 생각해 보자.

Chapter 3
칼륨(K)

Infusion

37 K(칼륨)의 밸런스는 어떻게 되어 있을까?

K의 원자량은 39이다. 39 mg이 1 mmol, 즉 1 mEq 정도이다. 요 배설량은 40~80 mEq이며 경구섭취량과 거의 비슷하다. 요 K배설량(=경구섭취량)은 약 60 mEq/일로 기억하면 된다. 이것을 그램으로 환산하면 60×39=2,340 mg, 즉 약 2.0 g 정도이다.

요 K배설량은 약 60 mEq/일이므로, 1 시간당 60 mEq/24시간=2.5 mEq가 된다. 즉 4시간 동안 약 10 mEq가 소변으로 배설된다. 이것이 K를 투여할 때의 중요한 포인트이다. 신장 기능이 정상이라면 4시간 동안 K 10 mEq를 투여해도 체내에 저류될 것이 없다고 판단할 수 있다. 반대로 신장 기능이 반으로 저하(요량이 반으로 감소)하면, 4시간 동안 절반인 5 mEq가 타당한 투여량이 된다.

혈청 K수치(세포 외 K농도)는 4.0 mEq/L이지만, 세포 내의 K농도는 100 mEq/L 정도이다. 체중 60 kg인 사람의 체액량은 대략 36 L이다. 24 L가 세포내액, 12 L가 세포외액이므로, 체내의 총 K량은 24×100+12×4=2,400+48=약 2,400 mEq가 된다. 요 배설량으로부터 생각하면 2,400÷60=40배 40일분의 저장량이 있는 것을 알 수 있다.

38 TTKG(Transtubular K gradient)란 무엇일까?

Let's Try

수액시트 19 TTKG(Transtubular K gradient)

혈청 K수치, 요 K수치, 혈장 삼투압, 요 삼투압을 알면 TTKG를 계산할 수 있다.

혈청 K수치(mEq/L)	(2.5)
요 K수치(mEq/L)	(60)
혈장 삼투압(mOsm/L)	(290)
요 삼투압(mOsm/L)	(750)
TTKG	(9.3)

※조건: 요 중 K수치는 25 mEq/L이상일 것, 요 삼투압은 혈장 삼투압보다 높을 것

TTKG(Transtubular K gradient)란 피질집합관인 K농도/혈청 K농도의 비를 나타내는 숫자이다. 비율이 큰 것은 혈중에서 요세관으로 K가 이동하고 있는 것을 의미한다. 즉 레닌·안지오텐신·알도스테론계(renin-angiotensin-aldosterone system)가 활성화되고 있는 것을 시사한다. 혈청 K농도는 채혈하면 얻을 수 있다. 그러나 피질집합관의 K농도는 간단하게 측정할 수 없다. 여기서 중요한 포인트는 피질집합관의 요 삼투압은 혈장 삼투압과 동일해지고 있다는 것이다. 즉 피질집합관에서 말초집합관으로 물이 재흡수되면 요가 농축된다. 배설된 요의 K농도를 농축도(요 삼투압/혈장 삼투압)로 나눈 값이, 피질집합관의 K농도라고 추측할 수 있다.

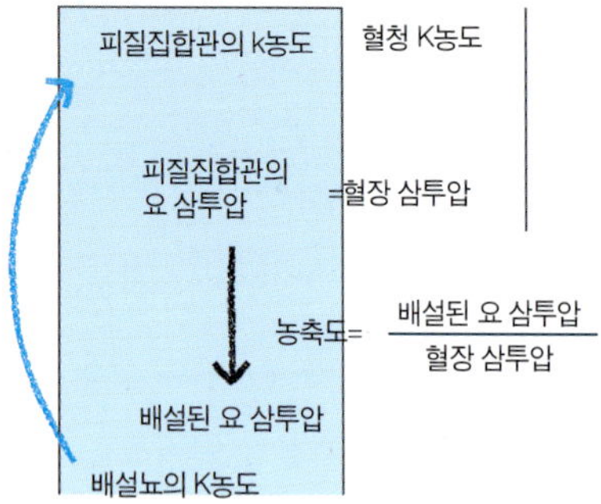

그림 6 TTKG의 원리

TTKG=피질집합관의 K농도÷혈청 K농도=[요 K농도÷농축도(요 삼투압÷혈장 삼투압)]÷혈청 K농도로 구할 수 있다(수액시트 19). 다만, 혈청 K수치에 따라 판정기준이 다르다(표 11).

TTKG	저칼륨혈증(<3.5 mEq/L)
2.0 미만	삼투압이뇨에 의한 수동적인 K상실
2~4	gray zone
4.0 이상	Aldosterone의 항진작용
TTKG	고칼륨혈증(>4.5 mEq/L)
7~10	정상
7 미만	Aldosterone의 부족

표 11 TTKG의 판정

수액시트 19)에 포함된 계산식

- TTKG=[요 K수치(mEq/L)×혈장 삼투압(mOsm/L)]÷혈청 K수치(mEq/L)×요 삼투압(mOsm/L)]

참고문헌

1) Ethier, J. H., et al.: The transtubular potassium concentration in patients with hypokalemia and hyperkalemia. Am J Kidney Dis, 15: 309-315, 1990

39 저칼륨혈증에서의 TTKG의 유용성은?

Let's Try

수액시트 20 저칼륨혈증에서의 TTKG로부터의 혈장 알도스테론 농도의 추측

혈청 K수치, 요 K수치, 혈장 삼투압, 요 삼투질농도를 알면 아래의 수치를 계산할 수 있다.

혈청 K수치(mEq/L)	(2.5)
요 K수치(mEq/L)	(60)
혈장 삼투압(mOsm/L)	(290)
요 삼투압(mOsm/L)	(750)
TTKG	(9.3)
혈장 알도스테론(pg/mL)	(248)

저칼륨혈증이 발생하는 병태로서는 ①레닌·안지오텐신·알도스테론계(renin-angiotensin-aldosterone system)의 활성화 ②설사 ③구토 ④이뇨제 사용 등이 있다. 여기서 TTKG와 혈장 알도스테론(aldosterone)농도와의 관계를 검토한 보고가 있다. 혈장 알도스테론(aldosterone)농도=30×(TTKG－1)=30×TTKG－30이라고 하는 계산식이다.

저칼륨혈증에서는 TTKG를 이용해 혈장 알도스테론(aldosterone)농도를 추측할 수 있다(수액시트 20). 또한 요 중 암모니아 농도를 측정해 보면, 구토와 이뇨제 사용시에는 요 중 암모니아 농도가 저하한다. 산부하, 설사, 알도스테론(aldosterone) 과잉 시에는 요 중 암모니아의 농도가 상승한다.

단, 집합관의 농축력이 저하되어 있으면 TTKG는 큰 영향을 받는다. 고령자는 건강한 성인보다는 낮은 수치로 나타난다. 마찬가지로 신장 기능 저하가 있는 환자도 TTKG가 저하한다. 또한 피질집합관의 K농도는 섭취 K량에 의해서 큰 영향을 받는다.

수액시트 20)에 포함된 계산식

- TTKG=[요 K수치(mEq/L)×혈장 삼투압(mOsm/L)]÷[혈청 K수치(mEq/L)×요 삼투압(mOsm/L)]
- 혈장 알도스테론(aldosterone)(pg/mL)=30×TTKG−30

참고문헌

1) Joo, K. W., et al.: Transtubular potassium concetration gradient(TTKG) and urine ammonium in differential diagnosis of hypokalemia. J Nephrol, 13: 120-125, 2000

2) Chacko, M., et al.: Effect of mineralocorticoid activity on transtubular potassium gradient, urinary [K]/[Na] ratio, and fractional excretion of potassium. Am J Kidney Dis, 32: 47-51, 1998

3) Musso, C., et al.: Transtubular potassium concentration gradient: comparison between healthy old people and chronic renal failure patients. Int Urol Nephrol, 38: 387-390, 2006

40 TTKG(transtubular K gradient)의 한계는?

배설된 요의 K농도를 농축도(요 삼투압/혈장 삼투압)로 나누면 피질집합관의 K농도와 비슷하다. 그 값을 혈청 K수치로 나눈 값인 TTKG(transtubular K gradient)는 레닌·안지오텐신·알도스테론계(renin-angiotensin-aldosterone system)가 얼마나 활성화되고 있는지를 추측할 수 있다는 이점이 있다.

그러나 집합관의 농축력이 저하되어 있을 경우에는 TTKG가 큰 영향을 받는다. 이 때문에 고령자는 요의 농축력이 저하되어 있기 때문에, 건강한 성인보다는 낮은 수치가 된다. 마찬가지로 신장 기능 저하가 있는 환자도 TTKG가 저하한다. 또한 피질집합관의 K농도는 사구체로 여과되는 K량에 의해 결정되기 때문에 섭취 K량도 큰 영향을 준다(표 12).

또 알도스테론(aldosterone)작용이 있는 플루드로 코티손 투여군과 항알도스테론(aldosterone) 작용이 있는 스피로노락톤 투여군을 비교한 동물실험에서 투여 이틀째까지는 플루드로 코티손투여군에서 TTKG가 상승하고, 스피로노락톤 투여군에서는 TTKG가 저하했지만, 4일째에는 스티로노락톤 투여군에서도 TTKG가 상승해 양쪽 모두 같은 수치가 되었다.

Ccr: creatinine clearance, 크레아티닌 클리어런스

	Ccr	TTKG(평균치±2 SD)
64세 이상의 고령자 (특별한 신장 질환이 없다)	62±23	4.2±1.9
신장 기능 저하	39±22	6.2±1.8
건강한 성인		8.0±2.0

표 12 Ccr과 TTKG의 관계

즉 TTKG가 알도스테론(aldosterone)작용의 저하나 항진의 지표는 될 수 없다고 하는 의견도 있다.

참고문헌

1) Musso, C., et al.: Transtubular potassium concentration gradient: comparison between healthy old people and chronic renal failure patients. Int Urol Nephrol, 38: 387-390, 2006

2) Chacko, M., et al.: Effect of mineralocorticoid activity on transtubular potassium gradient, urinary [K]/[Na]ratio, and fractional excretion of potassium. Am J Kidney Dis, 32: 47-51, 1998

41 저칼륨혈증일 경우의 칼륨 분획배설률은 어떻게 될까?

Let's Try

수액시트 21 FE Na(%)의 계산

혈청 Na수치, 요 중 Na수치, 혈청 Cr수치, 요 중 Cr수치를 알면 나트륨 분획배설률을 계산할 수 있다.

혈청 Na수치(mEq/L)	(140)
요 Na수치(mEq/L)	(60)
혈청 Cr수치(mg/dL)	(3.0)
요 Cr수치(mg/dL)	(150)
FE Na(%)	(0.9)

수액시트 22 칼륨 분획배설률(%)의 계산

혈청 K수치, 요 중 K수치, 혈청 Cr수치, 요 중 Cr수치를 알면 칼륨 분획배설률를 계산할 수 있다.

혈청 K수치(mEq/L)	(2.0)
요 K수치(mEq/L)	(30)
혈청 Cr수치(mg/dL)	(0.8)
요 Cr수치(mg/dL)	(100)
칼륨의 분획배설률(%)	(12.0)

FE Na[Na 클리어런스(clearance)를 크레아티닌 클리어런스(creatinine clearance)로 나눈 값]는 급성신손상의 감별에 중요한 지표가 된다(수액시트 21). 신전성 신손상에서는 사구체에서 여과되는 물·전해질이 적음에도 불구하고 건강한 요세관이 충분히 재흡수하기 때문에 크레아티닌 클리어런스(creatinine clearance)에 대한 Na 클리어런스(clearance)가 작아진다. 즉 신전성 신손상에서 FE Na는 1%미만이 된다. 또한 신성 신손상에서는 요세관이 Na를 재흡수하는 기전에 장애가 발생하여 FE Na는 1.0 %보다 커진다.

이 견해와 마찬가지로 크레아티닌 클리어런스(creatinine clearance)에 대한 K의 클리어런스(clearance)를 계산해 보자(수액시트 22).

수액시트 21)에 포함된 계산식

- FE Na(%)=100 × 요 Na수치(mEq/L) × 혈청 Cr수치(mg/dL) ÷ [혈청 Na수치(mEq/L) × 요 Cr수치(mg/dL)]

수액시트 22)에 포함된 계산식

- 칼륨의 분획배설률(%)=100 × 요 K수치(mEq/L) × 혈청 Cr수치(mg/dL) ÷ [혈청 K수치(mEq/L) × 요 Cr수치(mg/dL)]

42 칼륨 분획배설률의 기준은 어떻게 되어 있을까?

칼륨 분획배설률은 K 클리어런스(clearance)를 크레아티닌 클리어런스(creatinine clearance)로 나눈 수치의 %표시이다. 신장 기능이 저하된 상태와 정상 상태에서의 수치는 다르다.

정상인은 4~16%의 범위이다. 신외성의 원인으로 저칼륨혈증인 환자는 1.5~6.4%가 된다. 신성의 저칼륨혈증에서는 9.5~24%가 된다(표 13).

즉 저칼륨혈증의 환자에게서 신외성과 신성을 구별하기 위해서는 칼륨 분획배설률이 6.5%이상이면 신외성이고 신장에서 부적절하게 K가 배설되고 있을 가능성이 높다. 또한 9.5% 이상이면 신성 저칼륨혈증이라고 진단할 수 있다.

	칼륨 분획배설률(%)
정상인	4.0~16.0
신외성 저칼륨혈증	1.5~6.4
신성 저칼륨혈증	9.5~24.0

표 13 칼륨 분획배설률의 기준

43 혈액의 pH와 혈청 K수치의 관계는?

Let's Try

수액시트 23 신부전에서의 pH와 혈청 K수치의 관계

$PaCO_2$, HCO_3^-를 알면 H^+농도, pH, K농도를 추측할 수 있다.

$PaCO_2$(Torr)	(40)
HCO_3^-(mmol/L)	(24)
H^+(nmol/L)	(40)
pH	(7.40)
K(mEq/L)	(5.3)

K의 상당수는 세포내액에 분포하고 있으므로, 혈청 K수치로 신체 전체의 K결핍량을 정확하게 평가하는 것은 불가능하다. 따라서 K결핍량의 추측에는 한계가 있다.

대략적으로 혈청 K수치가 4.0 mEq/L에서 3.0 mEq/L로 저하되었을 경우에는 200~400 mEq가 소실되었다고 볼 수 있다. 또한 200~400 mEq가 체외로 소실되게 되면 혈청 K수치는 2.0 mEq/L까지 저하된다. 그러나 그 이상으로 K이 체외로 소실된다 하더라도 세포 내에서 K이 이동하기 때문에 왠만해서는 혈청 K수치가 2.0 mEq/L 이하로 저하되지는 않는다.

더욱이 복잡한 문제는 혈청 K수치가 세포 내·외에서 K의 이동량에 의존하고 있다는 점이다.

pH가 7.40보다 낮을 경우(acidaemia: 산혈증)에는 세포 내의 pH도 저하되기 때문에 세포막에 존재하는 3Na-2K ATPase(이른바 Na-K펌프)가 충분히 활동하지 않게 된다. 그 결과, 세포외액의 K이 정체되어 고칼륨혈증이 생긴다. 보통의 경우에도 pH가 0.1 저하하면 K이 0.2~1.7 mEq/L(평균 0.6 mEq/L) 상승한다.

다만 신부전이 존재할 경우에는 소변으로 K이 배설되지 않기 때문에 더 축적되기 쉽다. 투석 전의 혈청 K수치와 pH의 관계에서 pH가 0.1저하하면 K이 약 1.2 mEq/L 상승하는 관계가 된다(수액시트 23).

수액시트 23)에 포함된 계산식

- H^+(nmol/L)=[24 × $PaCO_2$(Torr)] ÷ HCO_3^-(mmol/L)
- pH=7+[0.8−H^+(nmol/L)÷100]
- K(mEq/L)=0.09+0.13×H^+(nmol/L)

참고문헌

1) Morgan, A. G., et al.: Potassium balance and acid-base changes in patients undergoing regular haemodialysis therapy. Br Med J, 1: 779-783, 1970
2) Anderson, S.: Acute experimental acid-base disturbances in dogs. An investigation of the acid-base and electrolyte content of blood and urine. Scand J Clin Lab Invest, 14(Suppl66): 1, 1962

44 저칼륨혈증에서의 주의점은 무엇일까?

저칼륨혈증의 임상증상으로는 저림, 근육의 탈진, 마비가 있다. 최악의 경우에는 호흡근의 마비로 호흡정지에 이르는 경우도 있다. 그러나 호흡이 정지하면 호흡성 산증, 무산소에 의한 대사성 산증에 의해, 세포 내에서 K가 이동하기 때문에, 혈청 K수치가 상승하고 근력이 회복된다. 다만 이전에 저산소·무산소 상태에서 뇌허혈로 진행되면 장애가 남게 된다.

또한 중요한 포인트는 저칼륨혈증 상태에서 QT연장 증후군으로 치명적인 torsade de pointes에 이르는 경우가 있다(그림 7). 이것은 저칼륨혈증 상태에서 병용 하는 약제의 영향이 크다(표 14). 항부정맥약을 투여할 경우에는 특히 주의가 필요하다.

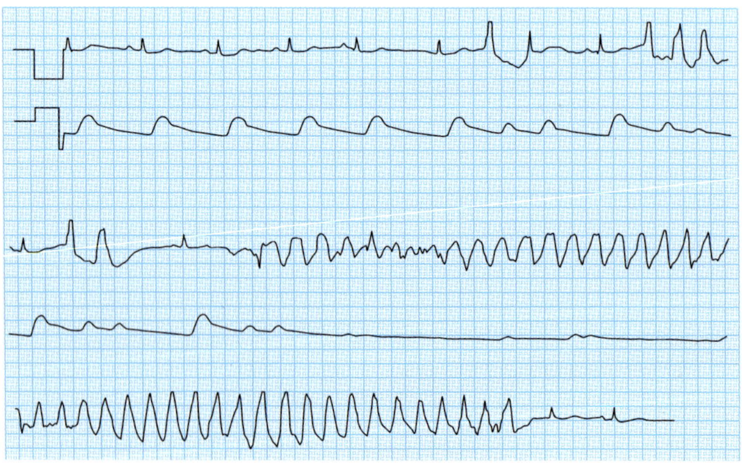

그림 7 Torsade de pointes의 전형적 파형

<table>
<tr><th colspan="2">약효</th><th>분류 약품명</th></tr>
<tr><td rowspan="2">항부정맥제</td><td>1 a군</td><td>quinine, disopyramide, procaineamide, ajmaline</td></tr>
<tr><td>그 외</td><td>amiodarone, flecainide, bepridil</td></tr>
<tr><td rowspan="3">항정신제</td><td>페노티아진계</td><td>Levomepromazine</td></tr>
<tr><td>브티로페논계</td><td>haloperidol 등</td></tr>
<tr><td>3환계 항우울제</td><td>첨부문서에 기재 없음</td></tr>
<tr><td colspan="2">항히스타민제</td><td>teferadine, astemizole, ebastire</td></tr>
<tr><td colspan="2">빈뇨치료제</td><td>proqiverine</td></tr>
<tr><td colspan="2">합성항균제</td><td>sparfloxacin</td></tr>
<tr><td colspan="2">이뇨제(저칼륨혈증에 의한 QT연장)</td><td>thiazide diuretics, Loop diuretics, 감초</td></tr>
<tr><td colspan="2">메크로라이드계 항균제
(테르페나딘 등과의 상호작용에 따름)</td><td>erythromycin, clarithromycin, josamycin</td></tr>
<tr><td colspan="2">이미다졸계 항균제
(테르페나딘 등과의 상호작용에 따름)</td><td>fluconazole, miconazole, itraconazole</td></tr>
<tr><td colspan="2">그 외</td><td>probucol, cisapride, pentamidine</td></tr>
</table>

표 14 Torsade de pointes를 일으키기 쉬운 약제

45 약제에 기인한 torsade de pointes가 발생하는 위험인자는 무엇일까?

아래의 인자를 가진 환자에게 항목 44의 표 14에 따라 조제해 준 약제를 투여하면 torsade de pointes의 발생 위험이 높아진다.

① 여성
② 저칼륨혈증
③ 서맥
④ QT연장을 일으키는 약제의 복용으로 심방세동을 일으킨 후 최근 회복한 환자
⑤ 울혈성 심부전
⑥ 디기탈리스 치료
⑦ QT연장을 일으키는 약제의 급속 정맥주사
⑧ 원래의 QT연장
⑨ 무증후성 QT연장 증후군
⑩ 이온 통로의 여러가지 형태(변이에 의한 발생 위험의 상승)
⑪ 중증의 저마그네슘혈증

참고문헌

1) Roden, D. M.: Drug-induced prolongation of the QT interval. N Engl J Med, 350: 1013-1022, 2004

46 저칼륨혈증의 치료는 어떻게 할까?

① 과일 섭취
② 경구약[경구칼륨제, 항알도스테론(aldosterone)제]
③ 경정맥으로 투여의 순서로 대처한다.

① 과일 섭취에 대해서는 표 15를 참조하자.

② 경구약(경구칼륨제, 항알도스테론제): 칼륨 제제로서 KCL, 항알도스테론(aldosterone)약: 스피로노락톤

③ 경정맥 투여로는 KCL을 이용한다.

식품	중량(g)	K(mg)	K(mg)/100g	K(mEq)	K(mEq) /100g
아보카도	201	1,204	599	31	15
바나나	114	451	396	12	10
멜론	267	825	309	21	8
토마토	123	255	207	7	5
포도	24	46	192	1	5
오렌지	131	237	181	6	5
딸기	149	247	166	6	4
그레이프 후르츠	120	167	139	4	4
수박	482	560	116	14	3
사과	138	159	115	4	3

표 15 과일에 포함된 K량

※Mitch, W. E. & Klafr, S.: Nutrition and the kidney. Little brown and Company, Boston, 1988에서 인용

47 K투여의 기준: 20-40-60-120의 법칙!?

Let's Try

수액시트 24 K투여량과 혈청 K의 상승

투여 K량, 투여 시간, 체액량, 투여 전 혈청 K를 입력하면 투여 후 혈청 K를 예측할 수 있다.

투여 K량(mEq)	(20)
투여 시간(시간)	(2)
체액량(L)	(36)
세포외액량(L)	(12)
투여 전 혈청 K(mEq/L)	(4.5)
투여 후 혈청 K 예측치(mEq/L)	(5.8)

저칼륨혈증의 K투여에 있어서 중요한 포인트는 4가지가 있다. 20-40-60-120이라고 기억하자(표 16).

최대 투여 속도(mEq/시간)	20
최대 투여 농도(mEq/L)	40
요 배설량(mEq/일)	60
최대 투여량(mEq/일)	120

표 16 K투여의 기준

1) 최대 K투여 속도는 20 mEq/시간이다.

만약 20 mEq의 K를 1시간에 걸쳐 투여하면, 1시간 동안의 요 K배설량은 2.5 mEq이므로 17.5 mEq가 세포외액으로 정체된다. 체중이 60 kg인 사람의 세포외액량은 약 12 L이므로, 17.5÷12=1.5, 즉 혈청 K수치는 1.5 mEq/L 상승한다. 투여 전의 혈청 K수치가 4.0 mEq/L였다면 1시간 동안에 5.5 mEq/L까지 상승한다(수액시트 24). 이 이상 혈청 K수치가 상승하게 되면 치명적인 부정맥이 발생한다. 소아·고령자의 체액량은 적기 때문에 더 감량할 필요가 있다.

2) 투여하는 K농도는 40 mEq/L가 상한선이다.

생리식염수에 40 mEq/L의 KCl를 추가했다면, 40 mEq의 K와 40 mEq의 Cl이 추가된 것이 된다. 이 삼투질농도는 Na+Cl분의 308 mOsm/L에 K+Cl분의 80 mOsm/L가 더해져 총 388 mOsm/L가 된다. 이것은 혈장 삼투압 290 mOsm/L보다 약 100 정도 큰 값으로 혈관통, 혈관손상, 말초혈관염을 일으킨다.

3) 하룻동안의 요 K배설량은 약 60 mEq이다.

1시간 동안의 요 K배설량은 2.5 mEq가 된다. 이것을 기준으로 생각하자.

4) 1일 최대 K투여량은 120 mEq이다.

1일 요 K배설량은 약 60 mEq이므로 그 2배량이 1일 투여의 한계점이라고 생각하면 된다. 체내 K총량이 큰 폭으로 감소하고 있어도 1일 최대 투여량은 150 mEq이다.

수액시트 24)에 포함된 계산식

- 세포외액량(L)=체액량(L)÷3
- 투여 후 혈청 K수치 예측치(mEq/L)= [세포외액량(L)×투여 전 혈청 K수치(mEq/L)+투여 K량(mEq) −투여 시간(시간)×2.5]÷세포외액량(L)

48 고칼륨혈증, 저칼륨혈증에서의 심전도 이상에는 어떠한 것이 있을까?

고칼륨혈증에서도 저칼륨혈증에서도 심전도 이상이 있으면 치명적인 상황을 의심해야 한다.

1 고칼륨혈증의 심전도 이상

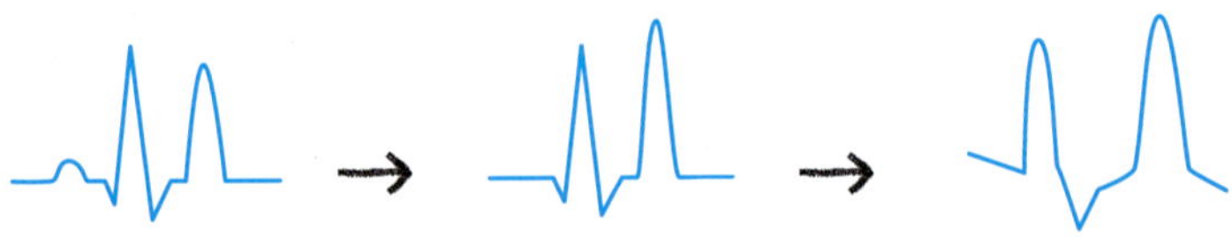

a. T파의 증가
혈청 K수치 5.5~6.5 mEq/L

b. P파의 소실, T파의 증가
혈청 K수치 6.5~7.5 mEq/L

c. QRS 간격의 연장, 고도서맥, 동정지
혈청 K수치 >7.0 mEq/L

그림 8 고칼륨혈증에서 심전도 변화

고칼륨혈증일 때에는 ①QT간격의 단축 ②T파의 증가(텐트장 T파) ③QRS 간격의 연장 ④PR간격의 단축 ⑤P파의 소실 ⑥사인형의 심실세동 ⑦심장정지가 발생하기 쉽다는 것은 학생수준의 교과서에도 게재되어 있다(그림 8). 개를 이용한 동물실험에서는 고칼륨혈증에 관한 심전도 이상의 민감도가 89%, 특이도는 77%였다. 그러나 사람의 경우에는 고칼륨혈증에서 ①QT 간격의 단축 ②T파의 증가 ③QRS 간격의 연장을 나타낸 것은 불과 46%였다. 그러나 65세 이상의 고령자는 66%, 신부전 환자는 48%에서 심전도 이상 소견이 나타났다. 즉 민감도가 특이도가 개를 이용한 심전도 실험의 소견에는 뒤떨어진다. 그러므로 심전도 이상의 유무로 고칼륨혈증의 긴급성을 판단할 수 없다고 하는 결론이 나온다.

2 저칼륨혈증의 심전도 이상

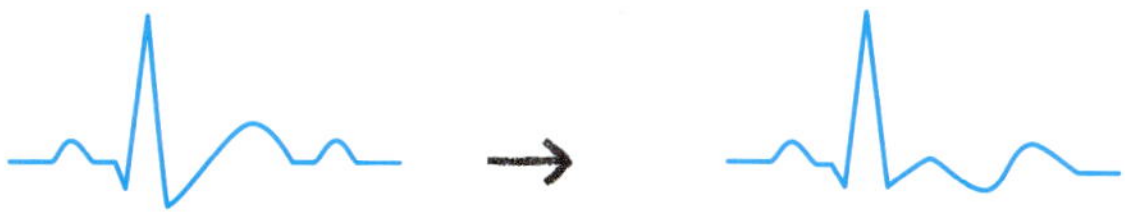

d. ST저하, U파 출현
혈청 K수치<2.5~3.0 mEq/L

f. ST저하, T파의 평탄화, 거대 U파 출편
혈청 K수치<2.0~2.5 mEq/L

그림 9 저칼륨혈증에서 심전도 변화

저칼륨혈증에서는 QT연장 증후군으로 치사적인 torsade de pointes에 이르는 경우도 있다. 이것은 저칼륨혈증 상태에서 사용하는 약제에 의해서도 발생한다. 특히 항부정맥제의 투여에는 주의가 필요하다.

참고문헌

1) Porter, R., et al.: Prediction of hyperkalemia in dogs from electrocardiographic parameters using an artificial neural network. Acad Emerg Med, 8: 599 - 603, 2001

2) Acker, C. G., et al.: Hyperkalemia in hospitalized patients: Causes, adequacy of treatment, and results of an attempt to improve physician compliance with published therapy guidelines. Arch Intern Med, 158: 917-924, 1998

3) Montague, B. T., et al.: Retrospective Review of the Frequency of ECG Changes in Hyperkalemia. Clin J Am Soc Nephrol, 3: 324-330, 2008

4) Roden, D. M.: Drug-induced prolongation of the QT interval. N Engl J Med, 350: 1013-1022, 2004

49 장기간 보관된 혈액에는 어느 정도의 K가 포함되어 있을까?

Let's Try

수액시트 25 장기간 보관된 혈액을 수혈할 경우의 혈청 K의 예측

보관일수, 수혈량, 투여 시간, 체액량, 투여 전 혈청 K를 입력해 보자.

보존일수(일)	(20)
수혈량(mL)	(400)
보존혈액 내 K량(mEq)	(16)
투여 시간(시간)	(1)
체액량(L)	(36)
세포외액량(L)	(12)
투여 전 혈청 K(mEq/L)	(5.0)
투여 후 혈청 K수치 예측치(mEq/L)	(6.1)

세포 내에는 K가 100 mEq/L정도 포함되어 있다. 세포가 파괴되면 세포외액으로 K가 방출된다. 보관하고 있는 동안에 적혈구가 파괴되어 세포 내로부터 K가 혈장 쪽으로 이동한다. 그 증가 비율은 1일 2 mEq/L가 된다.

혈액의 최대 보존기한은 21일이기 때문에 약 40 mEq/L가 증가하는 것이 된다. 만약 400 mL를 1시간에 걸쳐 수혈했을 경우에는 40 mEq×0.4 L=16 mEq의 K를 1시간에 걸쳐 투여하는 것과 비슷하다. 즉 고칼륨혈증이 있는 환자, 신부전 환자, 산증이 있는 환자에게는 치명적으로 위험하다.

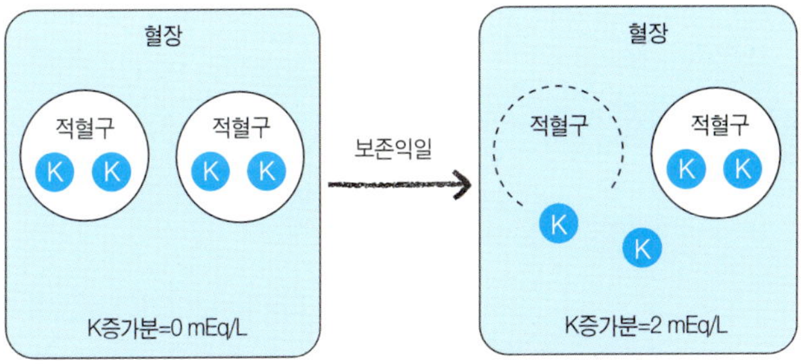

그림 10 장기간 보관된 혈액에서의 K농도 상승의 원리

만약 대량 출혈이 있어, 1 L를 1시간에 걸쳐 투여했다면, 40 mEq의 K를 1시간에 걸쳐 투여한 것과 비슷하고, 또 1시간 동안 소변으로의 배설량은 2.5 mEq이므로, 그 만큼을 빼더라도 세포외액량은 12 L가 되어, 37.5÷12=3.1 mEq/L 상승하게 된다. 장기간 보관된 혈액의 수혈 시에는 보존 기간과 투여량과 투여 속도에 충분히 주의하자(수액시트 25).

수액시트 25)에 포함된 계산식

- 보존혈액 내 K량(mEq)=2×보존일수(일)×수혈량(mL)÷1,000
- 세포외액량(L)=체액량(L)÷3
- 투여 후 혈청 K 예측치(mEq/L)=[세포외액량(L)×투여 전 혈청 K수치(mEq/L)+보존혈액 내 K량(mEq)−투여 시간(시간)×2.5]÷세포외액량(L)

참고문헌

1) Smith, H. M., et al.: Cardiac Arrests Associated with Hyperkalemia During Red Blood Cell Transfusion: A Case Series. Anesth Analg, 106: 1062-1069, 2008

50 고칼륨혈증은 어떻게 치료할까?

고칼륨혈증에 대한 치료는 아래와 같다.

① 칼륨을 포함한 수액을 중지한다.
② 칼륨을 상승시키는 약제를 중지한다.
③ 치명적 부정맥을 방지하기 위해서 칼슘 글루코네이트 0.1 mL/kg를 천천히 정주한다.
④ 포도당 · 인슐린요법에 따라 세포 내로 K를 이동시킨다.
⑤ 장관에서 K를 제거하기 위해서 양이온교환수지를 경구로 투여하거나 관장한다.
⑥ 혈액 투석을 실시한다.

혈액 투석이 최종적이고 확실한 방법이지만, 모든 의료시설에서 언제라도 실시할 수 있는 것은 아니다. 혈액 투석을 준비하고 개시하기까지 빠르더라도 1시간 정도는 걸린다. 그 사이에 ①~⑤, 또는 ⑥을 실시한다.

51 포도당 · 인슐린(GI)요법은 구체적으로 어떻게 할까?

인슐린은 근육(골격근, 심근), 지방조직의 막표면에 존재하는 인슐린 수용체에 결합하면 세포질 내에 있는 GLUT4를 세포막 표면에 발현시킨다. 그 후 포도당 세포 내로의 이동이 10~20배 증가한다. 간 내에서는 간정맥으로의 포도당 방출(당신생)을 억제하기 때문에 혈당이 떨어진다. 인슐린이 작용해 포도당이 세포 내로 이동할 때 K이온도 동시에 세포 내로 들어가기 때문에 저칼륨혈증이 된다. 이 원리를 응용해 혈청 K를 저하시킬 때에는 포도당·인슐린요법을 실시한다. 그러나 실제로 세포 내 · 외에서의 이동 뿐이기 때문에 체내의 총 칼륨량은 감소하지 않는다. 실제로는 50% 포도당 200 mL+레귤러 인슐린(5 mU/kg체중/분, 혹은 20단위)을 5~6시간에 걸쳐 투여한다. 물론 1시간 후, 2시간 후의 혈청 K, 혈당을 측정하면서 투여 속도를 조정해야 한다.

52 양이온 교환 수지는 어떻게 사용할까?

1 이온 교환 수지의 종류

이온 교환 수지에는 양이온 교환체와 음이온 교환체가 있다. 장관에서 K를 흡착시키기 위해서 양이온 교환체를 사용한다. 최초로 개발된 것은 Na이온을 함유하고, K이온을 흡착해 Na이온을 방출하는 것이었다. 그러나 K를 제거할 수는 있지만 Na가 부하되기 때문에 체액 저류를 일으킬 위험이 있다. 여기서 Na 대신에 Ca를 함유하는 교환체가 개발되었다. 이것이 칼리메이트이다. 만성 신부전에서는 저칼슘혈증이 되기 쉽기 때문에, K를 배설하고, Ca를 재흡수하는 방법을 사용해야 한다. 통상적으로 1회 1포, 1일 2~3회 내복한다. 그러나 가루약의 상태로 내복하기 어려운 결점이 있어 젤리모양으로 가공한 아가메이트젤리도 있다.

2 사용 시의 주의점

주의할 점은 장염 등이 있는 경우에는 이온 교환 수지가 상피를 찢어 장 점막하까지 달해 장천공을 일으킬 위험이 있다. 전해질용액 · 포도당 등의 삼투압 물질로 용해하면 장천공을 일으킬 위험이 있다.

53 혈액 투석으로 K의 제거량은 어느 정도가 될까?

신부전 환자 중 혈액 투석 전의 혈청 K는 대부분의 환자가 5.0 mEq/L 이상이며 6.0 mEq/L 이상인 환자가 19%나 된다.

투석액 중 K의 농도는 2.0 mEq/L이므로, 혈청 K수치가 5.0 mEq/L일 경우에 1 L 당 3 mEq가 제거된다. 1회 투석 시간이 4시간일 경우에는 혈류량 180~200 mL×60분×4시간=43.5~48 L(평균 45 L)의 혈액이 1회 4시간의 투석으로 투석기(dialyzer) 내를 반복해 통과하게 된다. 즉 이론적으로는 3×45=135 mEq의 K가 체내에서 투석액으로 제거된다. 투석 개시 30분이 경과했을 때의 혈청 K수치는 약 1 mEq/L, 1시간이 경과하면 1.5 mEq/L가 떨어진다. 즉 혈액과 투석액의 농도차이가 서서히 작아지기 때문에 4시간 투석 후의 K제거량은 80~100 mEq라고 예상할 수 있다.

혈액 투석은 체외로 확실히 K를 제거함으로써 고칼륨혈증의 가장 효과적인 치료법이다.

참고문헌

1) Heguiln, R. M., et al.: The faster potassium-lowering effect of high dialysate bicarbonate concentrations in chronic haemodialysis patients. Nephrol Dial Transplant, 20: 591-597, 2005

54 고칼륨혈증에서 치료법의 효과는 어느 정도일까?

혈액 투석을 실시하고 있는 환자의 결과가 있다(그림 11). ①탄산수소나트륨(2~4 mmol/분) 투여로는 혈청 K는 떨어지지 않고, 1시간 후에 5.66 mEq/L에서 5.83 mEq/L까지 조금 상승했다. ②에피네프린(epinephrine)(0.05 μg/kg/분)의 정맥 투여로는 50%의 환자가 5.57에서 5.25 mEq/L까지 떨어졌지만, 나머지 반은 불변이었다. ③포도당·인슐린요법으로는 5.62에서 4.70 mEq/L까지 떨어졌다. ④혈액 투석으로는 5.63에서 4.29 mEq/L까지 급속히 떨어졌다.

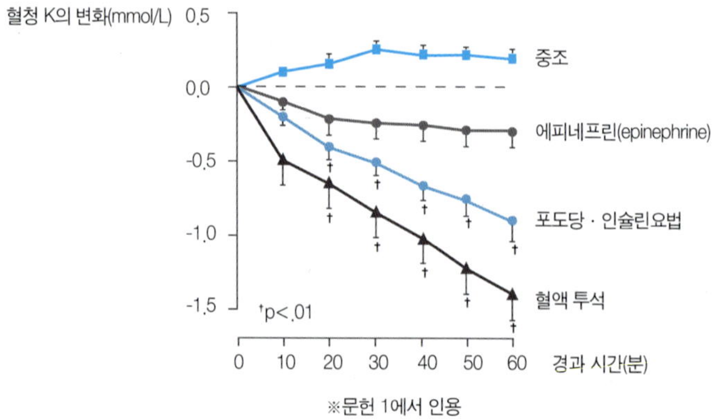

※문헌 1에서 인용

그림 11 고칼륨혈증에서 각 치료의 유효성

참고문헌

1) Blumberg, A., et al.: Effect of various therapeutic approaches on plasma potassium and major regulating factors in terminal renal failure. Am J Med, 85: 507-512, 1988

10 연습문제

증례

34세의 여성. 손발의 저림이 있어 내원했다. 가끔 탈진증상도 있었다.

내원당시 신장 157 cm, 체중 45 kg

[소변검사 소견] pH 6.0 단백질 +/−, 잠혈 반응 −, 요 삼투압 700 mOsm/L,
요 중 Na 100 mEq/L, K 70 mEq/L, Cl 70 mEq/L, Cr 80 mg/dL

[혈액검사 소견] WBC 4,200, RBC 400만, Hb 11.5 g/dL, Ht 38 %, PLT 26.8만.
TP 7.8 g/dL, Albumin 3.8 g/dL, BUN 14 mg/dL, Cr 0.7 mg/dL,
Uric acid3.4 mg/dL, Na 140 mEq/L, K 2.8 mEq/L, Cl 114 mEq/L,
Glucose 90 mg/dL

●●문제

① TTKG로 추정되는 혈장 알도스테론(aldosterone)을 추측해 보자.

② 칼륨의 분획배설률는 얼마일까?

③ 추가로 어떤 검사를 실시하면 좋을까?

해답 · 해설

① TTKG와 추정되는 혈장 알도스테론(aldosterone)을 추측해 보자.

TTKG와 혈장 알도스테론 농도는 항목 39를 참고로 한다. 그 전에 혈장 삼투압은 항목 12를 참조하자. 혈장 삼투압은 290 mOsm/L가 된다.

혈청 Na(mEq/L)	140
혈당(mg/dL)	90
BUN(mg/dL)	14
요 삼투압 실측치(mOsm/L)	700
혈장 삼투압 예측치(mOsm/L)	290
유효 혈장 삼투압 예측치(mOsm/L)	285
혈장 삼투압에 대한 추정 ADH 분비량(pg/mL)	3.8
ADH 분비 예측치(실측 근사)(pg/mL)	4.1

※수액시트 9에서

저칼륨혈증

혈청 K(mEq/L)	2.8
요 K(mEq/L)	70
혈장 삼투압(mOsm/L)	290
요 삼투압(mOsm/L)	700
TTKG	10.4
추측 혈장 알도스테론 농도(pg/mL)	281

※수액시트 20에서

TTKG는 10.4가 되었다. TTKG이 4.0 이상이므로 저칼륨혈증(<3.5 mEq/L)일 경우에 알도스테론의 항진작용이 있다고 판단한다. 추측치는 281 pg/mL가 된다.

→ Chapter 2 · 12, chapter 3 · 38, 39 참조

② 칼륨 분획배설률은 얼마일까?

항목 41을 참고로 칼륨 분획배설률을 구해 보자.

칼륨의 분획배설률(%)의 계산

혈청 K(mEq/L)	2.8
요 K(mEq/L)	70
혈청 Cr(mg/dL)	0.7
요 Cr(mg/dL)	80
칼륨 분획배설률(%)	21.9

※수액시트 22에서

칼륨 분획배설률는 약 22%가 된다. 칼륨 분획배설률이 9.5% 이상이면 신성 저칼륨혈증이라고 진단할 수 있다. 신장에 병변이 있어 K손실이 발생하고 있는 것을 알 수 있다.

→ Chapter 3 · 41 참조

③ 추가로 어떤 검사를 실시하면 좋을까?

여기서 혈중 Na 140 mEq/L, K 2.8 mEq/L, Cl 114 mEq/L에 주목해 보자. Na−Cl=음이온차+HCO_3^-가 된다. 음이온차의 기준치는 12±2여서 12(1다스)로 기억하자. HCO_3^-의 기준치는 24(2다스)이므로, Na−Cl=36(3다스)이 될 것이다. 이 환자의 Na−Cl=140−114=26이 된다. 즉 음이온차가 정상이면 HCO_3^-=26−12=14가 된다. 이것은 대사성 산증이 존재할 가능성을 시사한다. 대사성 산증이 있을 경우에는 통상적으로 혈청 K가 상승하지만, 신장에서 누출이 있으면 혈청 K가 저하된다. 즉 요세관성 산증이 존재하는 것을 시사하기 때문에 혈액 가스 분석이 필요하다. 또 요세관성 산증을 초래하는 원인으로서는 총단백 7.8 g/dL, albumin 3.8 g/dL로부터 감마글로블린(gamma globulin)의 값을 추측하면, 7.8−3.8=4.0 g/dL에 해당한다. 이것은 고감마 글로블린(gamma globulin)혈증을 시사하고 있다.

그 밖에도 Sjögren증후군, 원발성 담즙성 간경변, 전신성 홍반성 낭창 등의 자가면역질환과 다발성골수종 등도 감별진단할 필요가 있다.

11 연습문제

증례

18세의 여성. 손발의 저림이 있어 내원했다. 가끔 탈진증상도 있었다.

내원 당시 신장 157 cm, 체중 45 kg, 혈압 100/60 mmHg

[소변 소견] pH 6.5 단백질 +/−, 잠혈 반응 −, 요 삼투압 400 mOsm/L, 요 Na 100 mEq/L, K 60 mEq/L, Cl 70 mEq/L, 요 Cr 60 mg/dL

[혈액 소견] TP 6.8 g/dL, Alb 4.0 g/dL, BUN 28 mg/dL, Cr 0.9 mg/dL, Uric acid 9.8 mg/dL, Na 136 mEq/L, K 3.0 mEq/L, Cl 94 mEq/L, Glucose 60 mg/dL

●●문제

① TTKG를 이용해 혈장 알도스테론을 추측해 보자.

② 칼륨 분획배설률는 얼마일까?

③ 추가로 어떤 검사를 실시하면 좋을까?

해답 · 해설

① TTKG를 이용해 혈장 알도스테론을 추측해 보자.

항목 12와 39를 참고로 하자.

혈청 Na(mEq/L)	136
혈당(mg/dL)	60
BUN(mg/dL)	28
요 삼투압 실측치(mOsm/L)	400
혈장 삼투압 예측치(mOsm/L)	285
유효 혈장 삼투압 예측치(mOsm/L)	275
혈장 삼투압에 대한 추정 ADH 분비량(pg/mL)	2.0
ADH 분비 예측치(실측 근사)(pg/mL)	2.4

※수액시트 9에서

저칼륨혈증

혈청 K(mEq/L)	3.0
요 K(mEq/L)	60
혈장 삼투압(mOsm/L)	285
요 삼투압(mOsm/L)	400
TTKG	14.3
추측 혈장 알도스테론 농도(pg/mL)	398

※수액시트 20에서

TTKG는 14.3이 되며, 추측되는 혈장 알도스테론 농도는 398 pg/mL가 된다. 즉, 레닌·알도스테론이 활성화 된 상태이다.

→ Chapter 2 · 12, chapter 3 · 38, 39 참조

② 칼륨 분획배설률는 얼마일까?

칼륨 분획배설률(%)의 계산

혈청 K(mEq/L)	3.0
요 K(mEq/L)	60
혈청 Cr(mg/dL)	0.9
요 Cr(mg/dL)	60
칼륨의 분획배설률(%)	30.0

※수액시트 22에서

저칼륨혈증이 존재하는 상황으로 칼륨 분획배설률이 30%로 증가되어 있다. 즉 신성 저칼륨혈증이라고 판단한다.

→ Chapter 3 · 41 참조

③ 추가로 어떤 검사를 실시하면 좋을까?

여기서 혈중 Na 136 mEq/L, K 3.0 mEq/L, Cl 94 mEq/L에 주목하자. Na－Cl=136－94=42가 된다. 음이온차가 정상이라면 통상적으로는 36이 될 것이다. 그것보다 6이 많다고 하는 것은 HCO_3^-가 6 mEq/L 정도 증가해 있는 것을 시사하고 있다. 즉 대사성 산증이 생기고 있는 것이다. 대사성 산증은 알도스테론증에서도 생기지만 이 환자는 혈압이 높지 않았다. Bartter 증후군, 혹은 Gitelman 증후군일 가능성이 있다. 또한 고리이뇨제를 사용한 가성 Bartter 증후군에서도 검사결과는 거의 같다. 이 환자를 가성 Bartter 증후군이라고 판단하는 포인트는 요산치가 성별, 연령을 고려할 때 높다는 점이다. 이뇨제를 사용하면 요산치는 상승한다. 고리이뇨제에 의한 가성 Bartter 증후군을 생각하고 요 중의 푸로세미드 농도를 측정하는 것이 중요하다. 또 요 Ca, Mg도 참고가 된다.

→ 연습 문제 10 참조

12 연습문제

증례

64세의 남성. 검진에서 고칼륨혈증이 발견되어 내원했다.

신장 165 cm, 체중 60 kg.

[소변검사 소견] pH 5.0, 요 단백질 1+, 요 잠혈반응−, 요 삼투압 1,000 mOsm/L, 요 중 Na 120 mEq/L, K 40 mEq/L, Cl 80 mEq/L, Cr 60 mg/dL

[혈액검사 소견] WBC 4,200, RBC 330만, Hb 10.0 g/dL, Ht 32 %, PLT 26.8만, TP 6.5 g/dL, Albumin 3.3 g/dL, BUN 33 mg/dL, Cr 1.1 mg/dL, Uric acid 6.7 mg/dL, Na 135 mEq/L, K 6.0 mEq/L, Cl 104 mEq/L, Glucose 126 mg/dL

●●문제

① TTKG를 이용한 혈장 알도스테론치를 추측해 보자.

② 추가로 어떤 검사를 실시하면 좋을까?

③ 치료는 어떻게 할까?

해답 · 해설

① TTKG로 추정되는 혈장 알도스테론치를 추측해 보자.

항목 12와 39를 참고로 한다.

혈청 Na(mEq/L)	135
혈당(mg/dL)	126
BUN(mg/dL)	33
요 삼투압 실측치(mOsm/L)	1,000
혈장 삼투압 예측치(mOsm/L)	289
유효 혈장 삼투압 예측치(mOsm/L)	277
혈장 삼투압에 대한 추정 ADH 분비량(pg/mL)	3.3
ADH 분비 예측치(실측 근사)(pg/mL)	5.9

※수액시트 9에서

고칼륨혈증

혈청 Na(mEq/L)	40
요 K(mEq/L)	40
혈장 삼투압(mOsm/L)	285
요 삼투압(mOsm/L)	1,000
TTKG	1.9
추측 혈장 알도스테론(aldosterone) 농도(pg/mL)	28

※수액시트 20에서

TTKG는 1.9이며 고칼륨혈증이면서 TTKG의 수치가 7미만일 경우 알도스테론 부족이라고 진단한다. 저레닌·알도스테론증이 의심된다.

→ Chapter 2 · 12, chapter 3 · 38, 39 참조

② 추가로 어떤 검사를 실시하면 좋을까?

혈중 Na 135 mEq/L, K 6.0 mEq/L, Cl 104 mEq/L에 주목하자. Na−Cl=135−104=31이 된다. 음이온차가 정상범위 내(12±2)라면, 31−12=19가 HCO_3^-라고 예측할 수 있다. HCO_3^-가 기준치인 24보다 낮기 때문에, 대사성 산증이 존재한다고 생각할 수 있다. 게다가 저레닌·알도스테론증의 IV형(광범성) 요세관성 산증(RTA: renal tubular acidosis)일 가능성이 높다. IV형 RTA는 알도스테론 결손, 또는 원위요세관의 알도스테론 불응성이 원인이다. 알도스테론이 작용하면 K 및 H와의 교환으로 Na의 재흡수가 높아진다.

그러나 알도스테론이 감소하면 K배설량도 감소해 고칼륨혈증, 암모니아 생산의 감

소, 산배설의 감소가 일어난다. 요의 pH는 통상적으로 정상인 경우가 많다. 원인으로서는 당뇨병, HIV 신부전 또는 간질성신염[전신성 홍반성 낭창(SLE: systemic lupus erythematosus), 폐색성 요로질환, 겸장 적혈구질환], 감염증[사이토메갈로 바이러스(cytomegalovirus), 마이코박테리움-아비움콤플렉스(myco-bacterium), 여러 가지의 약물[NSAIDs, ACE 억제제, 엔지오텐신 수용체 길항제, 칼륨 보존이뇨제, 트리메트프림, 펜타미진, 헤파린]과의 관련으로 일어나는 경우가 있다. 그 외의 원인으로서는 부신 부전, 선천성 부신피질과형성, 유전성장애[예: 알도스테론 합성 효소 I형 또는 II형 결손, 가성 알도스테론증형 또는 II형태] 등이 있다. 저레닌·알도스테론증을 예상해 레닌 활성, 혈장 알도스테론을 검사하는 것이 중요하다. 이 환자에게서는 당뇨병의 가능성이 높다고 판단된다.

→ 연습문제 10-③ 참조

③ 치료는 어떻게 할까?

치료로서는 K섭취의 제한을 실시한다. 또한 칼륨 배설성 이뇨제(푸로세미드를 20~40 mg, 경구로 1일 1회, 또는 1일 2회, 효과에 따라 조정)을 사용하기도 한다. 소수의 환자는 미네랄 코르티코이드 보충 요법, [플루드로 코티솔, 0.1~0.2 mg, 경구로 1일 1회]가 필요한 경우도 있지만 고혈압이나 심부전 혹은 부종이 있는 환자에게는 신중하게 사용해야 한다.

13 연습문제

증례

68세의 남성. 신장 165 cm, 체중 60 kg. 보존기 신부전으로 외래통원하고 있다.

[2주일 전 진찰 시의 혈청생화학 소견]

BUN 50 mg/dL, Cr 5.0 mg/dL, Na 140 mEq/L, K 5.5 mEq/L, Cl 110 mEq/L

아가메이트젤리를 내복 중이다. 10일 전부터 무릎관절통이 있어 가까운 의사에게 NSAIDs를 처방받아 내복했다. 그 후 상복부통이 발생하고 흑색변도 출현해서 소화기 내과진찰을 받았다.

[응급검사 시의 혈청생화학 소견]

BUN 70 mg/dL, Cr 5.8 mg/dL, Na 135 mEq/L, K 5.5 mEq/L, Cl 105 mEq/L.

응급검사 시에는 2주일 전에 비해Hb이 10.5g/dL에서 8.0g/dL까지 떨어져 있었다. 수혈을 실시했는데 제조일로부터 10일된 혈액이었다. 혈압은 90 mmHg이며 요 검사소견은 나와 있지 않다.

●●문제

① 헤모글로빈 수치의 저하로부터 상실한 혈액량은 어느 정도라고 추측할 수 있을까?

② 10일된 혈액 800 mL에 포함된 K는 얼마일까?

③ 이 혈액 800 mL를 1시간에 걸쳐 투여하면 혈청 K는 얼마가 될까?

④ 어떠한 대책을 세울 수 있을까?

해답 · 해설

① 헤모글로빈 수치의 저하로부터 손실된 혈액량은 어느 정도라고 추측할까?

체중 60 kg인 사람의 체액량은 약 36 L이다. 그 중 12분의 1(3 L)이 순환혈액 중에 있다. 그러나 혈액 중에는 혈구성분도 있기 때문에 실제 순환혈액량은 약 5 L가 된다. 기준치로서 혈액의 헤모글로빈 수치를 14 g/dL라고 가정해 보자. 만약 헤모글로빈이 1.0 g/dL 저하하면 1.0 g/dL×50 dL=50 g이 상실한 것이 된다. 헤모글로빈 50 g을 기준혈액량으로 환산하면 50÷14=3.57 dL 정도이고, 약 400 mL가 된다. 즉 반대로 생각하면, 평균 체중이라면 400 mL의 혈액을 상실하면 헤모글로빈이 1.0 g/dL 저하되는 것이다. 이 환자는 10.5 g/dL에서 8.0 g/dL까지 2.5 g/dL 저하되고 있기 때문에, 357×2.5=893 mL, 약 900 mL의 출혈이 있었다고 판단할 수 있다. 수혈을 실시했을 때의 헤모글로빈 수치도 14/dL라고 가정하고, 400 mL의 수혈을 실시하면 헤모글로빈이 1.0 g/dL 상승할 것이라고 기억해 두자.

② 10일된 혈액 800 mL에 포함된 K는 얼마일까?

항목 49를 참고로 하자. 보존하고 있는 동안에 적혈구가 파괴되어 K가 세포 내로부터 혈장쪽으로 이동한다. K의 상승비율은 1일 2 mEq/L이다. 이번 경우 10일째의 보존혈액이므로 2×10=20 mEq/L를 함유하고 있다. 이것이 800 mL=0.8 L이므로, 20×0.8=16 mEq의 K를 함유하고 있는 것이다.

→Chapter 3 · 49 참조

③ 이 혈액 800 mL를 1시간에 걸쳐 투여하면 혈청 K수치는 얼마가 될까?

보존혈액을 1시간에 걸쳐 투여하면 16 mEq의 K를 부하하는 것이 된다. 세포외액량은 12 L이므로, 16÷12=1.3 mEq/L 상승하게 된다. 또 요의 배설이 없기 때문에 소변에서의 K의 배설은 없다. 즉 진찰 시 5.5+1.3 증가분=6.8 mEq/L로 급격하게 상승했기 때문에 부정맥을 일으킬 위험이 있다.

→Chapter 3 · 49 참조

④ 어떠한 대책을 세울수 있을까?

고칼륨혈증에 대한 대책을 생각해 본다. 이온 교환 수지의 내복은 소화관병변의 가능성이 있기 때문에 사용할 수 없다. 또한 주장법(注腸法)도 부적절하다고 할 수 있다. 그러므로 포도당·인슐린 요법이 타당하다. 수혈과 다른 루트로 10%포도당용액 500 mL＋레귤러 인슐린 10단위를 사용하는 것도 고려해 두자.

→Chatper 3 · 50~52 참조

Chapter 4
클로라이드(Cl)

Infusion

55 Cl밸런스는 어떻게 되어 있을까?

Cl는 Na나 K, Ca에 비해 몹시 수수한 존재이다. 그러나 혈중에서는 제일 많은 음이온이다. Cl의 흡수와 배설에 대해 생각해 보자.

1 위에서의 Cl 밸런스 조절

위에서는 위벽세포로부터 염산($H^+ \cdot Cl^-$)이 분비된다. 위액은 1회 식사로 약 500~700 mL 분비되고, 1일 분비량은 약 1,500~2,500 mL에 이른다. 그 pH는 1.0~1.5의 강한산성이다. pH=1.0이라고 하는 것은 수소이온이 10^{-1} mol/L=100 mmol/L=100 mEq/L에 상당하다. H^+와 Cl^-는 같은 양이 분비되기 때문에, Cl^-도 100 mEq/L가 분비된다. 염산의 1일 분비량이 2 L라고 하면, 위로부터의 Cl^-의 총배설량은 약 200 mEq가 된다(덧붙여서 혈중에서의 pH는 7.40가 되고, H^+농도는 40 nmol/L가 된다).

분비의 구조로서는 위벽세포의 혈관 쪽에서 CO_2가 위벽세포 내로 들어간다. 거기서 탄산탈수소효소에 의해서 H_2O와 반응해 H_2CO_3가 된다. 그 후 H^+와 HCO_3^-으로 분리된다. H^+는 위액 쪽으로 분비된다. HCO_3^-는 혈관 쪽으로 분비된다. 이때 혈관 쪽의 세포막에서 H^+는 HCO_3^-와 교환되고 Cl^-가 세포 내로 들어간다. 그 후 세포 내의 Cl^-이온 농도가 상승하고, Cl^-통로를 개입시켜 위액 쪽으로 분비된다. 그 결과, H^+와 Cl^-가 위액 안으로 분비된다.

2 장에서의 Cl 밸런스 조절

장에서의 Cl^-의 흡수에 대해서는 충분한 알려져 있지 않다.

위에서는 염산(H^+, Cl^-)이 분비되었다. 또한 식사로 염분(Na^+, Cl^-)도 섭취하기 때문에, 이것들이 재흡수될 필요가 있다. 단순히 생각해서, Na^+, H^+, Cl^-를 흡수하고, 위에서 위산을 분비할 경우, 혈관 쪽으로 들어온 HCO_3^-를 분비할 필요가 있다. 적어도 Cl^-와 HCO_3^-를 교환하는 운반체가 존재한다고 생각할 수 있다. 또한 Cl^-을 분비하는 통로(ClC-2)가 관강측의 세포막에 존재하는 것도 잘 알려져 있다. 장관 점막상의 세포 Cl통로에 작용함으로써 장액분비를 증가시키는 설사약(루비 프로스톤)이 개발되고 있다.

3 신장~요에서의 Cl 밸런스 조절

위에서 분비된 Cl^-은 장으로 흡수되지만, 섭취한 염분량(Na^+, Cl^-)의 Cl이 한번 더 체내로 흡수된다. 이러한 Cl^-는 최종적으로 신장으로 배설된다. 신장 중에서도 헨레고리 상행각의 내강 쪽 $Na^+/2Cl^-/K^+$ 수용체가 중요하다. 여기서 요세관으로부터 세포 내로 흡수된 Cl^-이 혈관측의 Cl통로를 통하여 혈액 쪽으로 이동한다. 또한 Cl은 원위요세관 기시부에서 Na^+/Cl^-을 함께 전달하는 운반체에 의해 재흡수된다. K^+/Cl^-가 운반체에 의해 혈액 내로 이동한다. 최종적으로는 염분 섭취량과 같은 양의 염분을 요 중으로 배설한다.

참고문헌

1) Kunzeimann, K. & Mall, M.: Electrolyte transport in the mammalian colon: mechanisms and implications for disease. Physiol Rev, 82: 245-289, 2002

56 Cl통로에는 어떠한 것이 있을까?

Cl통로는 전기가오리에서 처음으로 클로닝(cloning)되었다.

그러나 이 클로닝(cloning)된 것은 포유류의 유전자에는 없기 때문에, ClC-0이라고 이름붙여 졌다. 현재 포유류의 Cl통로 유전자는 9개가 있다.

1 세포막에 존재하는 것

① ClC-1: 골격근에 존재하며 막전위의 안정화에 관여한다. 사람에게 나타나는 질환으로서는 선천성 근긴장증(myotonia congenita)에 관여한다.

② ClC-2: 세포 전반에 존재하며 특히 표피세포로의 일방향성 Cl수송과 관계되어 있다. 세포 내 Ca^{2+}농도의 상승에 의해 작동하거나 삼투질농도 변화에 의해서 세포 내 용적의 변화에 반응하는 것 등이 있다.

③ ClC-Ka: 요세관과 귀에 존재한다. Cl의 혈관측으로의 이동에 관여한다. 유전자 결손 마우스에서는 신성 요붕증을 나타낸다.

④ ClC-Kb: 요세관에 존재한다. 4형 Batter증후군 원인 유전자로서 발견된 Barttin 단백질과 비슷하다.

2 세포 내 소포체(엔도솜 · 리소좀)에 존재하는 것

① ClC-3: 뇌, 신장, 간에 넓게 존재하고 있다. 시냅스, 엔도솜의 산성화에 관여한다. 유전자 결손 마우스에서는 망막변성 혹은 해마의 변성이 생겨 NCL (neuronal ceroid lipofuscinosis)모양의 상태가 된다.

② ClC-4: 뇌, 신장, 근육에 넓게 존재하고 있지만, 기능은 잘 알려져 있지 않다.

③ ClC-5: 신장과 소장에 존재한다. 엔도솜의 산성화장애가 생기고, 사람에게는 Dent병(저분자성 요단백, 신장결석)에 관여한다.

④ ClC-6: 신경세포에 존재한다. 결손 마우스에서는 리소좀 축적증(lysosomal storage)과 유사하다.

⑤ ClC-7: 세포에 광범위하게 존재하지만, 사람에게 있어서 유전자 비정상일 경우에는, 파골세포에 의한 골흡수가 장해되기 때문에, 상염색체 열성의 골화석증(osteopetrosts)에 걸리게 된다.

참고문헌

1) Jentsch, T. J.: CLC chrolide channels and transporters: from genes to protein structure, pathology and physiology. Clit Rev Biochem Mol Biol, 43: 3-36, 2008

57 "NaCl"로부터 알 수 있는 것은 무엇일까?

Let's Try

수액시트 26 Na－Cl를 이용한 산염기 평형이상의 추측

혈청 음이온차를 12로 했을 때에, Na, Cl, K를 알면 HCO_3^-를 계산할 수 있다.

Na^+	Cl^-
K^+	HCO_3^-

음이온차이 12일 때

(140)	(104)
(4.0)	(24)

일반적으로 Na, K, Cl은 한 세트로 검사한다. HCO_3^-에 대해서는 일본에서는 통상적으로 검사하지 않지만, 미국에서는 정맥혈로도 체크한다. 기재방법으로는 진료 기록카드에 십자를 긋고, 좌측 윗 부분에 Na^+, 좌측 아랫 부분에 K^+를, 우측 윗 부분에 Cl^-, 우측 아랫 부분에 HCO_3^-를 기재해 양이온과 음이온을 금방 알 수 있도록 교육하고 있다. Na와 Cl를 알면 음이온차(AG)의 공식 $AG=Na-(Cl+HCO_3^-)$로부터, $AG=Na-Cl-HCO_3^-$가 된다. 즉 $Na-Cl=AG+HCO_3^-$로 변형할 수 있다. AG의 정상치는 12±2이므로, 기준치로서 12를 기억해 두자. HCO_3^-의 정상치는 24이므로 $Na-Cl=36$이 된다.

또 위의 식으로(Na−Cl)의 값으로부터 AG(12)를 뺀 값이 HCO_3^-에 유사하다고 생각할 수 있다. 항상 Na, K, Cl, HCO_3^-의 4가지를 함께 생각하면 편리하다.

1 Na와 Cl이 함께 저하되고 있는 상태

Na와 Cl이 함께 저하되고 있는 상태에서는 염분이 감소하고 있든지, 수분 과잉이든지, 두 가지의 방법을 생각해 볼 수 있다. 이 경우에도 Na−Cl에서 HCO_3^-상태, 즉 산염기 평형 이상을 추측할 수 있다.

2 Na보다 Cl의 저하가 현저한 상태

Na보다 Cl의 저하가 현저한 경우를 생각해 보자. 혈청음이온차(AG)의 기준치가 12라고 하면 Na는 136 mEq/L로 Cl 85 mEq/L일 때에는, Na−Cl=51, HCO_3^-는 51−12=39 mEq/L라고 예측할 수 있다. 이것은 HCO_3^-의 기준치 24보다 분명하게 증가한 것이기 때문에, 대사성 알칼리증이 존재한다고 추측할 수 있다. 이처럼 저염소혈증은 대사성 알칼리증과 깊이 관련되어 있다. 이 때문에 대사성 알칼리증을 Cl반응성과 Cl저항성으로 나누어 생각한다.

음이온차이 12일 때

136	85
4.0	39

※수액시트 26에서

수액시트 26)에 포함된 계산식

- HCO_3^-(mEq/L)=Na(mEq/L)−Cl(mEq/L)−12

58 저염소혈증의 병태와 치료법은?

단순히 염분(Na와 Cl)이 감소했을 경우에는 체액량의 감소를 생각할 수 있다. 또한 Cl의 저하나, 증가의 경우에는 산염기 평형 이상을 항상 고려할 필요가 있다. 저염소혈증이 생기는 병의 상태에는 아래의 2가지가 있다.

1 음이온차가 정상일 경우의 저염소혈증

음이온차가 정상일 경우의 저염소혈증은, HCO_3^-가 상대적으로 증가하고 있는 것을 나타낸다. 즉 대사성 알칼리증이 존재한다. 원인으로서 위액의 상실(구토, 위액 흡인) 등이 있다. 이 경우의 치료로는 생리식염수(NaCl)를 투여한다. 또한 Cl를 Na보다 넉넉하게 투여하면 보다 빨리 개선된다. 간 부전용 아미노산 제제인 아미노레반은 Na가 14 mEq/L이지만, Cl 94 mEq/L이며, Cl의 농도가 80 mEq/L 더 많이 포함되어 있기 때문에 음이온차가 정상일 경우의 저염소혈증에 유효하다.

2 음이온차가 증가할 경우의 저염소혈증

음이온차가 증가할 경우에는 대사성 산증에서도 저염소혈증이 생긴다. 이 때에는 유산, 아세트산 등의 음이온이 증가하고 있는 것으로 추측한다.이 경우에는 대사성 산증을 개선시킬 대책을 세울 필요가 있다. Chapter 6 · 71을 참조하자.

59 고염소혈증의 병태와 치료법은?

저염소혈증의 경우와 반대의 원인을 생각할 수 있다.

1 음이온차가 정상일 경우의 대사성 산증

요세관성 산증, 소화관으로부터의 중탄산이온의 상실(설사), 고칼로리 수액에 의한 아미노산 수액제(아미노레반) 등의 투여를 원인으로서 생각할 수 있다. 각각의 원인에 대처할 필요가 있다.

2 음이온차가 감소한 경우

양이온의 증가(리튬 중독, IgG형 다발성 골수종)나 Cl^-, HCO_3^- 이외의 음이온이 낮은 (저알부민혈증, 브롬 중독) 경우를 생각할 수 있다. 리튬 중독(조울증에 사용)일 경우에는 리튬을 중지한다. IgG 다발성 골수종일 경우에는 원인 질환의 치료가 우선이다. 혈청알부민이 1.0 g/dL 저하하면, 음이온차는 2.5 mEq/L 감소한다. 이 경우에도 원인 질환의 치료가 필요하다. 브롬은 시판되는 감기약 등에 포함되어 있고, 검사상 Cl이 높은 수치로 검출된다.

14 연습문제

증례

31세의 여성. 사지의 마비를 호소해 내원했다.

[혈청생화학 소견] 혈압 90/60 mmHg, TP 7.0 g/dL, Alb 4.0 g/dL, BUN 30 mg/dL, Cr 1.2 mg/dL, 요산 13.0 mg/dL, Na 135 mEq/L, K 3.0 mEq/L, Cl 89 mEq/L

●●문제

① "Na−Cl" 로부터 산염기평형은 어떻게 되어 있을까?

② 요산 13.0 mg/dL를 어떻게 평가할까?

③ 어떠한 병의 상태를 생각할 수 있을까?

해답 · 해설

① "Na－Cl" 로부터 산염기평형은 어떻게 되어 있을까?

Na－Cl=135－89=46이 된다. 통상적으로는 Na－Cl의 수치가 36이므로 증대하고 있는 것을 볼 수 있다. 또 음이온차를 기준치 12로 놓고 HCO_3^-를 추측해 보면, 46－12=34가 된다. HCO_3^-의 기준치는 24이기 때문에 10이 증가되어 있다. 즉 대사성 알칼리증이 존재한다. 예측되는 $PaCO_2$=34+15=49 Torr가 된다. Henderson의 식에 적용시켜 보면 H=(24×49)÷34=35, 즉 80－35=45이며, pH=7.45가 된다고 예측할 수 있다.

pH 7.45, 호흡 기능이 정상이면 PaO_2 100 Torr, $PaCO_2$ 49 Torr, HCO_3^- 34 mEq/L라고 예측할 수 있다.

→ Chapter 4 · 57, chaper 6 · 68, 69 참조

대사성 알칼리증에서는 세포외액의 K가 세포 내로 이동하기 때문에 저칼륨혈증이 된다. pH가 7.4에서 0.1 상승하면 K는 0.5~0.6 저하된다. 이 환자의 경우에는 불과 0.2~0.3 저하된 것으로 예측되지만, 혈청 K가 3.0 mEq/L로 그 이상의 저칼륨혈증이 존재한다. 이러한 경우에는 요 중 K배설량을 측정할 필요가 있다.

② 요산 13.0 mg/dL를 어떻게 평가할까?

요산 13.0 mg/dL는 분명하게 상승하고 있다고 평가할 수 있다. 원인으로서 고리이뇨제, 티아지드(thiazide)이뇨제의 사용을 생각할 수 있다. 이것들을 이용하면 세포외액량이 감소하기 때문에 고요산혈증이 생긴다.

③ 어떠한 병의 상태를 생각할 수 있을까?

이 환자는 체중 조절을 위해서 고리이뇨제를 상용하고 있었지만, 본인이 사용을 부정했다. 그렇기 때문에 소변검사를 실시해 고리이뇨제의 존재를 증명할 필요가 있다. 또한 구토를 반복하고 있을 가능성도 있다. 잘못된 미의식에 근거한 다이어트가 원인이다. 그러나 이러한 경우는 좀처럼 교정하기가 어렵다.

15 연습문제

증례

46세의 여성. 사지의 마비를 호소해 진찰.

[혈청생화학 소견] 혈압 90/60 mmHg, TP 8.3 g/dL, Alb 4.0 g/dL, BUN 12 mg/dL, Cr 0.7 mg/dL, 요산 5.5 mg/dL, Na 140 mEq/L, K 2.1 mEq/L, Cl 114 mEq/L, 혈당 100 mg/dL

●●문제

① "Na−Cl" 로부터 산염기평형은 어떻게 되어 있을까?

② 어떠한 병의 상태를 생각할 수 있을까?

③ 추가로 어떠한 검사를 실시해야 할까?

해답 · 해설

① "Na—Cl" 로부터 산염기평형은 어떻게 되어 있을까?

Na−Cl=140−114=26이 된다. Na−Cl의 정상수치는 36이므로 저하되고 있는 것을 볼 수 있다. 또 음이온차의 기준치를 12로 놓고 HCO_3^-를 추측해 보면, 26−12=14가 된다. HCO_3^-의 기준치는 24이기 때문에, 10이 감소하고 있다. 즉 대사성 산증이 존재한다. 예측되는 $PaCO_2$=14+15=29 Torr가 된다. Henderson의 식에 적용시켜 보면 H=(24×29)÷14=50, 즉 80−50=30이며, pH=7.30이 된다고 예측할 수 있다.

pH 7.30, 호흡 기능이 정상이라면 PaO_2 100 Torr, $PaCO_2$ 29 Torr, HCO_3^- 14 mEq/L 라고 예측할 수 있다.

→ Chapter 4 · 57, chapter 6 · 68, 69 참조

② 어떠한 병의 상태를 생각할 수 있을까?

대사성 산증에서는 세포외액의 K가 세포 내로 이동하지 않기 때문에 통상적으로 고칼륨혈증이 된다. pH가 7.4에서 0.1 저하하면, K는 0.5~0.6 상승한다. 이 환자의 경우에는 기준치 4.0보다 0.5 상승해, 혈청 K수치가 4.5 mEq/L 정도가 되지 않으면 안 되지만, 실제로는 혈청 K가 2.1 mEq/L로 저칼륨혈증이 존재한다고 볼 수 있다. 요중 K배설량을 측정할 필요성이 있다. 아마도 소변으로 대량배설하고 있을 가능성이 크다. 요세관성 산증이 가장 유력하게 의심된다.

③ 추가로 어떠한 검사를 실시해야 할까?

중·노년 여성이기 때문에 Sjögren 증후군을 생각할 수 있다. 자가항체로서 항핵항체, 항SS-A항체, 항SS-B항체, 류마티스 인자(rheumatoid factor) 등을 체크하고, 또 침샘량, 우액량 등을 체크할 필요가 있다.

Chapter 5
마그네슘(Mg)

60 Mg의 밸런스는 어떻게 되어 있을까?

1 Mg의 역할

Mg는 원자량이 24이므로, 24 mg은 1mmol이다. 또 2가 이온이므로 24 mg은 2 mEq(12 mg가 1 mEq)에 상당하다. 단위가 조금 혼란스러울수도 있는데, 체내에서 Na, K, Ca에 이어 많은 양을 차지하는 양이온이다. 또한 세포 내에서는 K이온에 이어 많은 양을 차지하는 양이온이며, 에너지생산, 300종 이상의 효소 활성의 조절, 세포막 기능, Ca과의 길항작용 등으로 생명 현상의 기본적인 역할을 담당하고 있다.

2 Mg밸런스의 조절

경구로 섭취한 Mg의 20~40%가 소장(약 6 mmol=144 mg)으로 흡수된다. 또 2 mmol=48 mg이 장으로부터 분비되어 흡수되지 않았던 Mg과 함께 변으로 배설된다. 단, 섭취량이 많으면 흡수율도 높아지는데, 통상적으로는 흡수와 분비의 차이인 4 mmol=96 mg이 체내에서 증가한다. 흡수되면 전신의 조직으로 확산한다. 신장에서는 84 mmol=2,016 mg이 사구체에서 여과되지만, 요세관에서 80 mmol=1,920 mg이 재흡수되어 그 차이인 4 mmol=96 mg이 요로 배설된다. 즉 신장이 취급하는 총량이 많아지면, 요로의 배설을 조절함으로써 체내의 Mg량을 유지한다. 즉 장에서의 증가분이 요로 배설되어 균형을 이루도록 되어 있다(그림 12). 혈중의 Mg농도는 1.8 mg/dL~2.5 mg/dL(0.75~1.04 mmol/L)라고 하는 극히 좁은 범위 내에서 조절되고 있다.

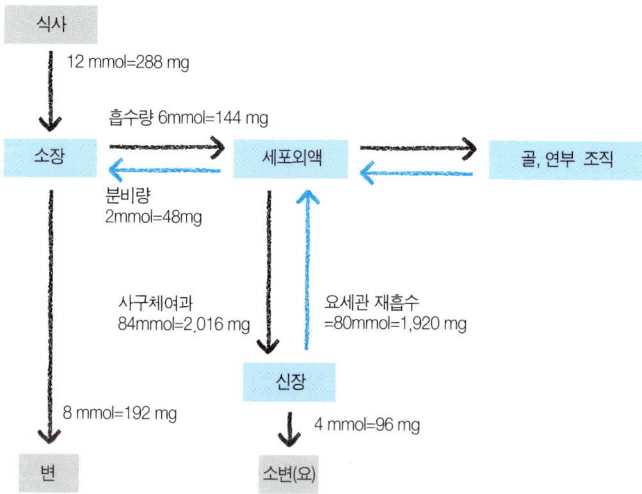

그림 12 체내의 Mg밸런스의 조절

참고문헌

1) Swaminathan, R.: Magnesium metabolism and its disorders. Clin Biochem Rev, 24: 47-66, 2003

61 Mg의 체내 분포와 신장에서의 배설은 어떻게 될까?

건강한 성인은 대략 1,000 mmol=2,400 mg=24 g의 Mg를 체내에 가지고 있다.

53%(530 mmol)는 골 조직에, 27%(270 mmol)가 근육 조직에 존재한다. 또 19%(190 mmol)는 연부 조직에 있고, 적혈구 내에 0.5%(5 mmol), 혈청에 0.3%(2.6 mmol)가 존재한다. 성인의 혈중 농도는 0.75~1.04 mmol/L(1.8 mg/dL~2.5 mg/dL)가 된다.

이 혈중 Mg량의 20%가 단백질(65%는 알부민, 나머지는 글로블린)과 결합한다. 또 65%가 이온화되며, 나머지 15%는 인산이나 구연산 등의 음이온과 결합한다. 즉 이온화된 Mg 농도는 0.49~0.67 mmol/L로 매우 좁은 범위에 있다(그림 13).

골수액 중의 Mg 농도는 1.1 mmol/L(2.6 mg/dL)이며, 혈중 Mg 농도와 비교해 높은 수치이다. 이것은 적극적으로 Mg이 골수액 안으로 이동하고 있는 것을 나타낸다. 사구체에서 여과된 Mg(84 mmol/일)의 15~20%는 근위요세관에서, 65~70%는 헨레루프 상행각에서 나머지가 원위요세관에서 재흡수된다.

근위요세관에서의 Mg의 재흡수는 수동적으로 한 방향으로 재흡수되며, Na/H_2O의 재흡수와 요세관강의 Mg농도에 의존하고 있다. 헨레루프 상행각에서의 Mg재흡수에는 Na-Cl-K 수용체가 중요하다.

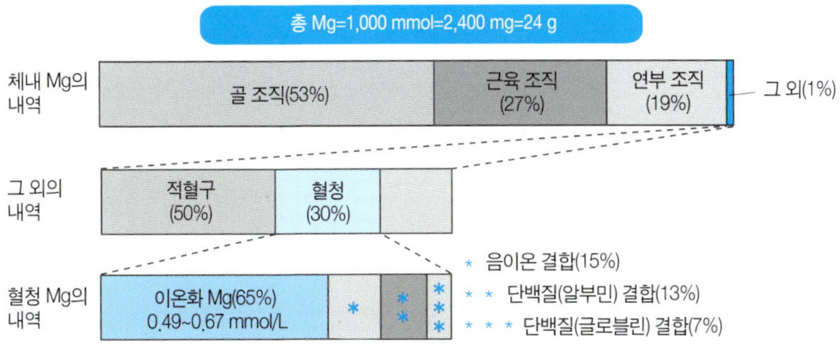

그림 13 체내의 Mg분포

[요 중 Mg배설량을 증가시키는 요인]

- 혈청 Mg농도의 상승
- GFR의 상승
- 체액량의 증가(헨레루프 상행각에서의 Na와 물의 증가에 의한 Mg재흡수 저하)
- 저인산혈증
- 고칼슘혈증
- 삼투압성이뇨(만니톨, 포도당)
- 고리이뇨제

참고문헌

1) Swaminathan, R.: Magnesium metabolism and its disorders. Clin Biochem Rev, 24: 47-66, 2003

62 Mg와 K의 관계는 어떻게 될까?

원위세관에서 피질집합관까지 ENaC이 작동하면 Na가 요세관으로부터 세포 내로 재흡수된다. 유입된 Na은 혈관 쪽에 존재하는 3Na-2K 펌프에 의해 혈관 쪽의 세포 외부로 이동한다. 이 때 세포 내로 들어간 K는 요세관 쪽에 있는 ROMK(renal outer medullary K channel)에 의해서 요세관으로 배설된다. 저마그네슘혈증에서는 요 K배설량이 증가하고 TTKG도 상승한다. 이 상태에서 Mg를 보급하면 요 K배설량은 감소하고 TTKG도 저하한다.

1 Mg와 ROMK

세포 내에 존재하는 Mg은 ROMK와 결합해 ROMK의 기능을 억제하도록 하고 있다. 저마그네슘혈증이 되어 세포 내의 Mg이 부족해지면 결과적으로 ROMK의 기능이 촉진되어 소변에서의 K 배설량이 증가한다. 그리고 저칼륨혈증이 생긴다.

2 ROMK와 K배설

ROMK는 요세관 세포의 막전위를 조절하고 있다. K분비량이 증가하면 세포 내의 양이온이 감소하기 때문에 막전위는 과분극(hyperpolarization)이 된다. 그렇게 되면 K의 배설량은 감소한다.

3 Mg결핍과 저칼륨혈증

Mg의 결핍만으로 저칼륨혈증이 생기는 것은 아니다. 원위요세관에 이르는 Na량, 알도스테론 농도의 상승에 의해서도 영향을 받는다.

4 저마그네슘혈증을 의심하는 포인트

Mg결핍증을 의심하는 원인으로 저칼륨혈증이 나타나는 증상에서 K를 아무리 보충해도 저칼륨혈증이 개선되지 않는다. 이러한 의미에서 저칼륨혈증의 원인 중 하나로써 저마그네슘혈증을 의심해야 하는 것이 중요하다.

참고문헌

1) Huang, C. L. & Kuo, E.: Mechanism of hypokalemia in magnesium deficiency. J Am Soc Nephrol, 18: 2649-2652, 2007

63 저마그네슘혈증을 발견해 내는 방법은?

혈청 Mg농도가 1.5 mg/dL 이하일 경우를 저마그네슘혈증이라고 판단한다. 저마그네슘혈증과 Mg결핍증(체내의 Mg총량의 부족)은 거의 같은 의미로 사용하고 있지만 가끔 Mg결핍증이 있어도 혈청의 Mg농도가 저하하지 않는 경우도 있다. 저마그네슘혈증은 입원 환자의 7~11%를 점유하는것으로 보고되고 있다. 다른 전해질 이상을 동반하고 있는 경우도 있다. 특히 저칼륨혈증의 40%, 저인산혈증의 30%, 저나트륨혈증의 23%, 저칼슘혈증의 22~32%가 저마그네슘혈증을 동반하고 있다. 그러나 저마그네슘혈증의 특이적인 임상증상이 없기 때문에 검사로 발견되는 환자는 10% 전·후로 낮고 알아채지 못하고 지나칠 가능성도 있다. 저마그네슘혈증을 놓치지 않기 위해서는 아래의 상황을 체크한다.

① 세포 내로의 Mg이동: 기아상태에서 식사를 재개했을 경우, 대사성 산증의 치료 중인 경우, 부갑상선 적출 후의 hungry bone, 카테콜아민 분비 상태(심장외과, 울혈성 심부전)

② 조직으로의 침착: 급성 췌장염

③ 소화관에서의 흡수부전: 설사나 지방변을 초래하는 질환[Crohn병, 궤양성 대장염, Coeliac disease, Whipple병, 단장증후군(short bowel syndrome)], 저지방 다이어트(low-fat)

④ 선천성 흡수장해: 저칼슘혈증, 저알부민혈증을 동반하는 TRPM(transient receptor potential family of cationchannels) 6유전자 이상

⑤ Gitelman 증후군 혹은 Bartter 증후군의 일부

⑥ 약물: 시스플래틴(cisplatin), 아미노글리코시드계(aminoglycoside) 항균제(토브라마이신, 아미카신), 항결핵제, 시클로스포린(cyclosporine), 테오필린(theophylline), 아드레날린 $\beta-2$ 자극약, 암포테리신 B

⑦ PTH: 장관에서의 흡수를 증가시키지만 혈중(적혈구, 단핵구세포 내)의 Mg은 저하시킨다. 부갑상선 기능항진증에서는 저마그네슘혈증이 된다.

⑧ 당뇨병: 삼투압이뇨와 요세관장애에 의한 요 중 배설량의 증가

⑨ 알콜 중독: 알콜 중독 환자의 30%에 존재

참고문헌

1) Swaminathan, R.: Magnesium metabolism and its disorders. Clin Biochem Rev, 24: 47-66, 2003

64 저마그네슘혈증의 임상증상은?

Let's Try

수액시트 27 FE Mg(%)의 계산

혈청 Mg치, 요 Mg, 혈청 Cr, 요 Cr을 알면 FE Mg를 계산할 수 있다.

혈청 Mg(mg/dL)	(1.1)
요 Mg(mg/dL)	(6.4)
혈청 Cr(mg/dL)	(0.8)
요 Cr(mg/dL)	(100)
FE Mg(%)	(3.3)

1 저마그네슘혈증의 임상증상

저마그네슘혈증은 특이한 임상증상이 없는 데다가 혈청 Mg가 0.5 mmol/L=12 mg/L=1.2 mg/dL이하가 되지 않으면 아래와 같은 임상증상이 출현하지 않기 때문에 발견이 늦어진다.

① 전해질 이상: 저칼륨혈증, 저칼슘혈증
② 신경증상: 하지의 경련(쥐), 근육 경련, 간질 발작, 근육 탈진, 진전증, 현기증, 안진증, 우울증, 정신장애, 무도병 같은 발작
③ 심혈증상: 심방성빈맥, 심방세포, 심실성기외수축, torsade de pointes, 디곡신 중독
④ 편두통, 기관지 천식, 만성 피로증후군, 운동 기능 저하
⑤ Mg결핍증의 합병증: 내당 기능 이상, 동맥경화, 고혈압, 심근경색, 골다공증

2 저마그네슘혈증의 원인 판단

소변으로의 Mg배설이 성인은 약 4 mmol/일이지만, 혈청 Mg가 0.5 mmol/L(1.2 mg/dL) 이하임에도 불구하고 소변에서의 배설이 1.0 mmol/일(24 mg/요량 15 dL=요 중 농도 1.6 mg/dL) 이상이면 신장에서의 소실이 원인이다. 또한 요 중 배설이 0.5 mmol/일(12 mg/요량 15 dL=요 중 농도 0.8 mg/dL) 미만이면 Mg결핍증(흡수저하도 포함, 전신의 저장량 감소)이라고 진단한다.

또 다른 방법으로서 FE Mg를 계산해 3% 이상이면 신장에서의 과잉 배설이라고 판단하는 방법도 있다(수액시트 27). 단, 혈청 Mg는 약 30%가 단백질과 결합하고 있어 사구체에서 여과되지 않으므로 혈청 Mg에 0.7을 곱한 값을 혈중 농도로 계산한다.

수액시트 27)에 포함된 계산식

- FE Mg(%)= 0.7 × 100 × 요 중 Mg(mg/dL) × 혈청 Cr(mg/dL) ÷ [혈청 Mg(mg/dL) × 요 중 Cr(mg/dL)]

참고문헌

1) Fawcett, W. J., et al.: Magnesium: physiology and pharmacology. Br J Anaesth, 83: 302-320, 1999

65 저마그네슘혈증의 치료법은?

1 Mg제제의 종류

① 산화 마그네슘(MgO: 분자량은 24+16=40)

40 mg 중에 Mg가 24 mg(1 mmol) 포함되어 있다. 즉 산화 마그네슘 200 mg~400 mg 중에는 120 mg(5 mmol)~240 mg(10 mmol)의 Mg가 존재하고 있다. 산화 마그네슘은 완하제로서도 사용되고 있다.

② 정맥 주사용 황산마그네슘(10%)

20 mL 중에는 2.0 g의 황산마그네슘(Mg로 8 mmol=16 mEq=192 mg)이 포함되어 있다. 링겔액에는 Ca가 포함되어 있지만, Ca는 Mg의 기능을 방해하기 때문에 황산 마그네슘을 희석시키려면 생리식염수을 사용한다.

2 Mg제제에 의한 치료법

① 응급 시(저마그네슘혈증이 있고, 부정맥이나 경련 발작을 수반할 때: 임신 중독증일 경우에도 유용): 황산마그네슘(10%) 1~2앰플(Mg로 8~16 mmol)을 5분 이상에 걸쳐 정주한다. 그 후, 40 mmol(마그네졸 5앰플)+생리식염수 250 mL, 또는 500 mL를 5시간에 걸쳐 정주한다.

② 저마그네슘혈증에서 다른 전해질 이상을 동반하고 있을 경우: 황산마그네슘 6앰플(Mg로 48 mmol)을 생리식염수과 혼합해 24시간에 걸쳐 투여한다. 다음날부터 2~5일간은 하룻동안 황산마그네슘 2~3앰플(Mg로 16~24 mmol)을 생리식염수과 혼합해서 투여한다.

③ 가벼운 증상: 경구투여로 Mg 15 mmol를 투여한다. 산화 마그네슘으로 600 mg/일, 황산마그네슘으로 2앰플 정도 투여한다.

참고문헌

1) Fawcett, W. J., et al.: Magnesium: physiology and pharmacology. Br J Anaesth, 83: 302-320, 1999

66 고마그네슘혈증을 찾아내는 방법은?

혈청 Mg농도가 4.8 mg/dL 이상일 경우를 고마그네슘혈증이라고 한다. 고마그네슘혈증의 발증 빈도는 입원 환자의 5.7~9.3%나 된다. 지금까지의 기록으로는 33주 된 신생아에게서 18 mmol/L=432 mg/L=43.2 mg/dL, 사해의 물을 마신 78세 여성이 13.4 mmol/L=322 mg/L=32.2 mg/dL가 있다.

1 고마그네슘혈증의 원인

고마그네슘혈증의 원인으로서는 아래와 같은 것이 있다.

① 과잉 섭취(원인의 75%를 차지한다): 완하제, 제산제, 경정맥 영양
② 분포의 이상: 살증
③ 신부전: 급성 신부전, 횡문근융해증, 만성 신부전(복막 투석, 혈액 투석)
④ 약제성, 그 외: 리튬(고칼슘혈증도 합병), 유전성의 저칼슘뇨증성 고칼슘혈증, 갑상선 기능저하증, Addison병, 밀크 알칼리증후군, 우울증

2 고마그네슘혈증의 임상증상

혈청 Mg수치가 2.0 mmol/L=48 mg/L=4.8 mg/dL 이상이 되지 않으면 임상증상은 거의 나타나지 않는다.

임상증상으로서는 아래와 같은 것이 있다.

① 신경증상: 의식의 혼란(5.0 mg/dL이상), 나른함, 호흡억제(12 mg/dL이상), 건반사 저하(5.0 mg/dL를 넘는다)나 소실(8.0 mg/dL이상), 마비성 장폐색(ileus), 방광 마비, 근육 탈진, 사지 마비

② 심혈증상: 저혈압, 서맥, 전도 장해(7.2 mg/dL이상), 심차단(16.8 mg/dL이상), 심장정지

③ 그 외: 구역질, 구토

참고문헌

1) Swaminathan, R.: Magnesium metabolism and its disorders. Clin Biochem Rev, 24: 47-66, 2003

67 고마그네슘혈증의 치료법은?

고마그네슘혈증이 생기는 원인의 대부분은 신장에서의 Mg배설이 저하된 상태에서 Mg제제를 복용하고 있는 경우이다. 고마그네슘혈증은 약제의 투여를 중지하면 서서히 떨어진다.

그러나 임상증상이 출현하는 5.0 mg/dL 이상 시에는 Mg를 떨어뜨리는 동시에 Mg의 길항제인 Ca제제를 투여할 필요가 있다.

이 경우 글루콘산(gluconic acid) 칼슘(Ca량으로서 100~150 mg 정도)을 5~10분간으로 천천히 정맥 내에 투여한다.

포도당·인슐린요법은 일반적으로 고칼륨혈증의 치료로서 사용되고 있지만, 고마그네슘혈증에서 Mg를 세포 내로 이동시키는 역할도 한다.

만약 신부전이 있으면 체내의 Mg를 제거하기 위해 혈액 투석이나 복막 투석을 실시한다. 이 방법은 급격하게 혈청 Mg를 저하시킨다.

참고문헌

1) Swaminathan, R.: Magnesium metabolism and its disorders. Clin Biochem Rev, 24: 47-66, 2003

16 연습문제

증례

68세의 남성. 3년 전부터 역류성 식도염이 있어 오메프라졸(20 mg/일)을 내복 중이다. 하지의 근육 경련이 지속되어 내원했다.

[혈청생화학 소견] 혈압 100/60 mmHg, 맥박 68/분.
TP 7.5 g/dL, Alb 4.0 g/dL, BUN 20 mg/dL, Cr 0.9 mg/dL,
Uric acid 4.4 mg/dL, Na 142 mEq/L, K 4.0 mEq/L, Cl 99 mEq/L,
Ca 7.0 mg/dL, P 5.0 mg/dL

●●문제

① 저칼슘혈증의 원인을 알아내기 위해서 어떤 검사를 실시해야 할까?

② 혈청 Mg는 1.2 mg/dL였다. 어떻게 대응해야 할까?

해답 · 해설

① 저칼슘혈증의 원인을 알아내기 위해서 어떤 검사를 실시해야 할까?

저칼슘혈증에 혈청 중의 인의 수치가 약간 상승하고 있다. 게다가 PTH가 저하되고 있을 가능성이 있기 때문에 PTH를 측정할 필요가 있다. 결과는 4.0 pmol/L였다. 기준치는 1.7~7.3 pmol/L이지만, 이 수치는 혈청 Ca가 기준치 내에 있을 경우에도 변동하는 범위이다. 저칼슘혈증이 존재할 경우에는 PTH의 범위가 10~100배까지 증가할 것이다. 즉 본 증례에서는 PTH의 분비가 억제되고 있다.

② 혈청 Mg는 1.2 mg/dL였다. 어떻게 대응해야 할까?

역류성 식도염의 치료법으로서 플로톤 펌프 억제제가 일반적으로 사용되고 있는데, 장기 사용으로 저칼슘혈증과 저마그네슘혈증이 발병한다는 것이 최근 보고되고 있다. 대응책으로서는 플로톤 펌프 억제제를 중지하고 경구 Mg제제를 투여한다. 혈중의 Mg가 정상화됨에 따라 저하되고 있던 PTH가 서서히 상승해 정상화된다. 그러나 Mg을 더 투여하면 다시 서서히 저하한다. 저마그네슘혈증이 지속되면 부갑상선 기능이 저하되어 결과적으로 저칼슘혈증이 생기는 것을 알 수 있었다. 혈중 Mg가 정상화되고 나서 요 중 Mg배설량이 증가한다. 또한 염화마그네슘을 이용한 동물실험에서 Mg을 1.7~2.0 mg/dL까지 상승시켰더니 PTH가 억제되는 경우도 있었다. PTH는 고마그네슘혈증도 저마그네슘혈증도 억제하는 매우 독특한 반응을 내타내는 것을 알 수 있다.

플로톤 펌프 억제제는 소장에서 Mg의 능동적인 수송을 저해할 가능성이 있다. 이 현상이 환자의 체질에 따라 다른지 투여 환자 전원에게서 발생하는지 불분명하다. 그러나 장기 플로톤 펌프 억제제 사용자는 체내의 총 Mg량이 감소되고, 중증의 저마그네슘혈증 합병증을 일으킬 위험이 있기 때문에 가끔 혈청 Ca와 혈청 Mg를 측정하자.

참고문헌

1) Epstein, M., et al.: Proton-Pump Inhibitors and hypomagnesemic hypoparathyroidism. N Engl J Med, 355: 1834-1836, 2006
2) Cundy, T. & Dissanayake, A.: Severe hypomagnesaemia in long-term users of proton-pump inhibitors. Clin Endocrinol, 69: 338-341, 2008
3) Massry, S. G., et al.: Evidence for suppression of parathyroid gland activity by hypermagnesemia. J Clin Invest, 49: 1619-1629, 1970

17 연습문제

증례

28세의 남성. 사지의 저림과 근육 탈진이 있어 내원했다. 1년 전부터 증상이 출현하고 있었지만 2개월 전부터 돌발적인 구토, 두근거림, 발한이 발생하고, 1개월 전에 정신과에서 공황 장애라는 진단을 받았다. 증상이 개선되지 않았기 때문에 내원했다.

[소변검사 소견] Na 60 mEq/L, K 12 mEq/L, Cl 60 mEq/L, Cr 100 mg/dL, Mg 10 mg/dL

[혈청생화학 소견] 혈압 100/60 mmHg, 맥박 68/분, TP 7.9 g/dL, Alb 4.3 g/dL, BUN 11 mg/dL, Cr 0.8 mg/dL, Uric acid 4.4 mg/dL, Na 142 mEq/L, K 2.6 mEq/L, Cl 99 mEq/L, Ca 9.8 mg/dL, iP 3.2 mg/dL, Mg 1.4 mg/dL

●●문제

① 어떠한 산염기 이상이 있을까?

② 저마그네슘혈증의 원인은 섭취 부족일까, 그렇지 않으면 신장으로부터의 결핍일까?

③ 어떠한 질환을 생각할 수 있을까?

해답 · 해설

① 어떠한 산염기 이상이 있을까?

여기서 혈중 Na 142 mEq/L, K 2.6 mEq/L, Cl 99 mEq/L에 주목하자.

Na−Cl=142−99=43이 된다. 음이온차가 정상(12)이라고 하면, 통상적으로는 Na−Cl이 36이 되어야 한다. 이것보다 7이 많다고 하는 것은 HCO_3^-가 7 증가하고 있다는 것을 시사하고 있다. 즉 대사성 알칼리증이 발생하고 있는 것이다.

→ Chapter 4 · 57 참조

② 저마그네슘혈증의 원인은 섭취 부족일까, 그렇지 않으면 신장으로부터의 결핍일까?

FE Mg 를 계산해 보자.

FE Mg(%)의 계산

혈청 Mg(mg/dL)	1.4
요 Mg(mg/dL)	10
혈청 Cr(mg/dL)	0.8
요 Cr(mg/dL)	100
FE Mg(%)	4.0

※수액시트 27에서

FE Mg가 4.0%가 나왔다. FE Mg가 정상인 3.0%보다 높기 때문에 신장에서의 배설 증가를 시사한다.

→ Chapter 5 · 64 참조

③ 어떠한 질환을 생각할 수 있을까?

Bartter 증후군, 혹은 Gitelman 증후군을 생각할 수 있지만, 연령 등과 저마그네슘혈증을 고려하면 Gitelman 증후군을 가장 첫번째로 생각할 수 있다. 최종적으로는 유전자 이상을 검사할 필요도 있다.

18 연습문제

증례

68세의 남성. 30세부터 IgA 신부전으로 치료를 받고 있었지만 서서히 진행되고 있고 CKD stage 3이다. 1주 전부터 상기도염 후에 식욕이 저하하고 있었다. 2일 전부터 의식 수준이 저하해, 순간 정신이 멍해지는 증상으로 가족을 따라 내원하였다. 내복약으로서는 고혈압에 대한 안지오텐신(angiotensin) 수용체 길항제, 칼슘 길항제, 그 외에 변비가 있어 설사약을 복용하고 있다.

신장 165 cm, 체중 62 kg, 혈압 100/70 mmHg, 맥박 50/분 , 의식은 왔다갔다함, 하지의 진동감각과 아킬레스건 반사의 저하가 있었다.

뇌 CT, MRI 검사에서는 특별한 이상이 발견되지 않았다.

[혈청생화학 소견] TP 7.5 g/dL, Alb 4.0 g/dL, BUN 40 mg/dL, Cr 4.6 mg/dL, Uric acid 7.0 mg/dL, Na 128 mEq/L, K 5.7 mEq/L, Cl 101 mEq/L, Ca 8.5 mg/dL, iP 5.3 mg/dL, 혈당치 120 mg/dL

●●문제

① 의식이 왔다갔다하고 순간 정신이 멍해지는 증상으로서 무엇을 가장 먼저 생각할 수 있을까?

② 추가 검사에서 Mg 7.2 mg/dL이었다. 원인은 무엇일까?

③ 어떠한 치료를 실시해야 할까?

해답 · 해설

① 의식이 왔다갔다하고, 순간 정신이 멍해지는 증상으로서 무엇을 가장 먼저 생각할 수 있을까?

의식 장애 환자의 원인을 생각할 때, AIUEOTIPS(아이우에오 팁스)로 기억하고 있으면 편리하다.

- A: alcohol(알코올)
- I: insulin(인슐린)
- U: uremia(요독증)
- E: encephalopathdsss(뇌증), endocrinology(내분비), electrolytes(전해질)
- O: opiate(마약), O_2 · CO_2(산소 · 이산화탄소)
- T: trauma(외상)
- I: infection(감염증)
- P: psychogenic(정신적), porphyria(포르피리아)
- S: seizure(간질), shock(쇼크), stroke/SAH(뇌출혈·뇌경색, 지주막하 출혈)

이 환자에게서는 다른 항목을 제외해 나가면 E가 남는다. 뇌증(encephalopathc), 내분비(endocrinology), 전해질(electrolytes)의 가능성이 높은 것으로 여러가지 검사를 실시한다. 포진 뇌염 등도 고려할 필요가 있지만 머리 부분 CT, MRI 검사로 특별한 이상이 발견되지 않았다. 그렇다면 기재된 전해질 이외의 항목으로 가능성이 있는 것은 Mg가 있다. 곧바로 Mg를 측정할 필요가 있다.

② 추가 검사에서 Mg 7.2 mg/dL이었다. 원인은 무엇일까?

추가 검사로 Mg 7.2 mg/dL이었다. 고마그네슘혈증이 존재하는 것을 알 수 있다. 저혈압 100/70 mmHg, 맥박 50/분과 약간의 서맥, 의식이 왔다갔다함, 하지의 진동감각과 아킬레스건 반사의 저하 등은 고마그네슘혈증에 의한 임상증상이다. 만성 신부전에 의해 신장으로부터의 배설량의 저하로 인해 변비에 대한 완하제 내복이 Mg상승의 최대 원인이었던 것이다. 산화 마그네슘 200 mg~400 mg 중에는, 120 mg(5 mmol)~240 mg(10 mmol)의 Mg가 존재하고 있다. 1일 소변으로의 배설량은 4 mmol 이므로 신장 기능이 저하한 만성 신부전 환자에게는 체내에 Mg가 축적되기 쉽다.

→ Chapter 5 · 66 참조

③ 어떠한 치료를 실시할까?

고리이뇨제는 요 중에서의 Mg배설량을 증가시키기 때문에 K를 포함하지 않는 생리식염수+5%포도당액을 투여하면서 고리이뇨제를 사용한다. 또 Mg의 길항제인 글루콘산(gluconic acid) 칼슘(Ca량 100~150 mg 정도)을 5~10분간 천천히 정맥 내 투여한다. 그러나 신부전증상이 있기 때문에 이러한 치료 효과가 약할 때에는 혈액 투석을 실시한다. 체내의 축적량이 많으면 혈중 농도는 정상화된다하더라도 다시 상승할 가능성도 있기 때문에 추적 검사가 필요하다.

→ Chapter 5 · 67 참조

Chapter 6
산염기평형 이상

68 산염기평형의 간단한 이해법은?

산염기평형이라고 하면 어렵게 생각하는 사람도 많겠지만 아래와 같이 정리하는 것으로 실제로는 매우 간단하게 이해할 수 있다.

- 스텝 ①: H^+=(24×$PaCO_2$)÷HCO_3^-이다.
- 스텝 ②: pH가 7.20~7.50의 범위에서는 「pH의 소수점 이하의 숫자와 H^+의 조합은 80이 된다」. 즉 ①의 식에서 H^+농도를 알 수 있으면, pH는 7.(80H^+)라고 구할 수 있다.
- 스텝 ③: pH가 7.40보다 낮으면 산혈증, 높으면 알칼리혈증이라고 판단한다.
- 스텝 ④: $PaCO_2$와 HCO_3^-의 값으로부터, 호흡성, 대사성, 산증, 알칼리증을 결정한다.
- 스텝 ⑤: 음이온차[Na－(Cl＋HCO_3^-)]를 계산한다.
- 스텝 ⑥: 보상기전이 정상적으로 작동하고 있는지를 판단한다.
- 스텝 ⑦: 임상증상, 경과, 검사결과로부터 원인과 병의 용태를 추정한다.

Chapter 6에서는 산염기평형의 기본을 설명하는데 보다 자세하게 알고 싶다면 본서의 자매서인 「산염기평형, 물·전해질이 좋아진다」를 참고하자.

69 대사성 산증, 알칼리증에서의 보상평가는 어떻게 하면 좋을까?

Let's Try

수액시트 28 대사성 산증, 알칼리증의 호흡성 보상평가

실측 HCO_3^-, 실측 $PaCO_2$, 실측 pH를 알면, 아래의 수치로 계산할 수 있다.

실측 HCO_3^-(mEq/L)	(24)
실측 $PaCO_2$(Torr)	(45)
실측 pH	(7.35)
예측 $PaCO_2$(Torr)	(39)
예측 pH	(7.41)

〈오차범위: 0.02 정도〉

※판정

실측 $PaCO_2$=예측 $PaCO_2$ → 정상 보상(대사성 이상만)

실측 $PaCO_2$ > 예측 $PaCO_2$ → 호흡성 산증이 추가

실측 $PaCO_2$ < 예측 $PaCO_2$ → 호흡성 알칼리증이 추가

대사성이란 최초에 [HCO_3^-의 감소]가 일으킨 것을 의미하고, 아래의 두가지를 원인으로서 생각할 수 있다.

- 요세관에서의 HCO_3^- 재흡수에 장애가 있는 경우에는 요세관성 산증이 된다. 또 설사로 인해 장에서 HCO_3^-가 소실되고 있는 경우도 있다.
- 또한, 여분의 산이 발생, 혹은 투여되어 「HCO_3^-가 소비되어 감소」하기도 한다.

①에서는 음이온차가 정상 범위 내(12±2)이지만 ②에서는 증가한다.

대사성 산증, 즉「HCO_3^-의 감소」가 일어나면 산혈증이 지속되기 때문에, 호흡성으로 보상하는 메카니즘으로 활동한다.

보상의 식으로서는 $\Delta PaCO_2$=1.0~1.2× ΔHCO_3^- 라고 하는 식이 자주 활용된다.

이대로는 사용하기 어렵기 때문에 $\Delta PaCO_2$=1.0× ΔHCO_3^-를 이용해 변형해 보자.

$\Delta PaCO_2$=(40−실측 $PaCO_2$)=1.0× ΔHCO_3^-=(25−실측 HCO_3^-)가 된다.

이 경우에는 HCO_3^-의 기준치를 24가 아니라, 25라고 하는 숫자를 사용한다.

양변을 정리하면 실측 $PaCO_2$=실측 HCO_3^-+15 가 된다.

즉, 대사성 산증이나 알칼리증에서 실측 HCO_3^-에 15를 더한 값이 실측 $PaCO_2$와 가까우면 호흡성 보상은 거의 정상 범위라는 것을 알 수 있다. 또한 실측 $PaCO_2$가 pH의 소수점 이하에 거의 일치한 수치가 된다.

수액시트 28)에 포함된 계산식

- 예측 $PaCO_2$(Torr)=실측 HCO_3^-(mEq/L)+15
- 예측 pH=7+[80−24×예측 $PaCO_2$(Torr)÷실측 HCO_3^-(mEq/L)]÷100

참고문헌

1)「酸塩基平衡, 水・電解質が好きになる」(今井裕一 著), pp.34-38, 羊土社, 2007

70 호흡성 산증, 알칼리증에서의 보상평가는 어떻게 하면 좋을까?

Let's Try

수액시트 29 호흡성 산증, 알칼리증의 대사성 보상

각각 실측 pH, 실측 $PaCO_2$, 실측 HCO_3^-를 알면, 아래의 수치를 계산할 수 있고 병의 상태를 예측할 수 있다.

	급성 호흡성 산증	만성 호흡성 산증	급성 호흡성 알칼리증	만성 호흡성 알칼리증
실측 pH	(7.30)	(7.30)	(7.53)	(7.53)
실측 $PaCO_2$(Torr)	(55)	(55)	(25)	(25)
실측 HCO_3^-(mEq/L)	(27)	(27)	(23)	(23)
예측 HCO_3^-(mEq/L)	(27)	(30)	(22)	(18)
예측 pH (7.30)	(7.30)	(7.36)	(7.53)	(7.46)

※판정

① pH < 7.40은 산증에, pH > 7.40은 알칼리증에 pH를 입력.
② 실측 $PaCO_2$, 실측 HCO_3^-를 입력한다.
③ 예측 HCO_3^-가 가까운 쪽을 선택하면 급성인지, 만성인지를 판단할 수 있다(위의 예에서는 각각 급성 호흡성 산증, 급성 호흡성 알칼리증이라고 생각한다).
④ 실측 HCO_3^- > 예측 HCO_3^-이면, 대사성 알칼리증이 더해지고 있다.
⑤ 실측 HCO_3^- < 예측 HCO_3^-이면, 대사성 산증이 더해지고 있다.

호흡성 변화에 대해서는 신장의 요세관에서의 HCO_3^- 재흡수에 의해 보상된다. 이 보상은 시간경과에 영향을 받아 급성보다 만성에서 큰 상수가 된다. 또한 급성이나 만성 알칼리증에서 요세관의 HCO_3^- 재흡수를 줄일 수 있기 때문에 간단히 반응할 수 있다. 즉 알칼리증에서 상수가 커진다.

상수는 급성 호흡성 산증에서 0.1, 급성 호흡성 알칼리증에서 0.2, 만성 호흡성 산증에서 0.35, 만성 호흡성 알칼리증에서 0.5가 된다.

- 급성 호흡성 산증 $HCO_3^-=0.1\times PaCO_2+21$
- 급성 호흡성 알칼리증 $HCO_3^-=0.2\times PaCO_2+17$
- 만성 호흡성 산증 $HCO_3^-=0.35\times PaCO_2+11$
- 만성 호흡성 알칼리증 $HCO_3^-=0.5\times PaCO_2+5$

이상과 같이 된다. 실측 pH, $PaCO_2$, HCO_3^-를 수액시트 29에 입력하면 예측 HCO_3^-를 얻을 수 있다. 급성인지 만성인지를 판단하기 위해서는 산증에서, 혹은 알칼리증에서 실측 HCO_3^-가 가까운 쪽을 선택한다.

만성 호흡성 산증 상태에 급성 호흡성 산증이 더해지면 계산이 더 복잡해 진다. 표는 산증을 중앙 좌측, 알칼리증을 중앙 우측으로 바꾸어 나열하였다.

수액시트 29에 포함되는 계산식

- 급성 호흡성 산증: 예측 HCO_3^-(mEq/L)=0.1×실측 $PaCO_2$(Torr)+21
- 만성 호흡성 산증: 예측 HCO_3^-(mEq/L)=0.35×실측 $PaCO_2$(Torr)+11
- 급성 호흡성 알칼리증: 예측 HCO_3^-(mEq/L)=0.2×실측 $PaCO_2$(Torr)+17
- 만성 호흡성 알칼리증: 예측 HCO_3^-(mEq/L)=0.5×실측 $PaCO_2$(Torr)+5
- 예측 pH=7+[80−24×실측 $PaCO_2$(Torr)÷예측 HCO_3^-(mEq/L)]÷100

참고문헌

1)「酸塩基平衡, 水·電解質が好きになる」(今井裕一 著), pp.34-38, 羊土社, 2007

71 유산 산증의 원인과 치료법은?

음이온차가 증가하는 대사성 산증에서 당뇨병(당뇨병성 케톤 산증), 신부전(요독증성 산증)이 없는 경우에 유산 산증을 생각할 수 있다. 유산 산증은 2개의 타입으로 분류된다.

> A형: 심부전, 호흡부전, 중증빈혈, 패혈증, 출혈, 저혈압, 일산화탄소 중독 등과 같이 급성 저산소혈증에 의해서 생긴다.
> B형: A형과 같은 저산소혈증이 없고, 선천성 당 대사이상 혹은 유산 대사이상, 당뇨병, 비타민 B1결핍, 간질환, 약제나 중독(시안, 살리실산, 에틸렌글리콜, 메틸알코올), 악성 종양 등에 의해서 생긴다.

일상임상에서는 A형과 B형이 혼재하는 경우도 많이 볼 수 있다.

1 해당계의 복습

해당계를 복습해 보자(그림 14).

세포 내에 받아들여진 포도당은 글루코스 6-인산(G6P: glucose6-phosphate)이 된다.

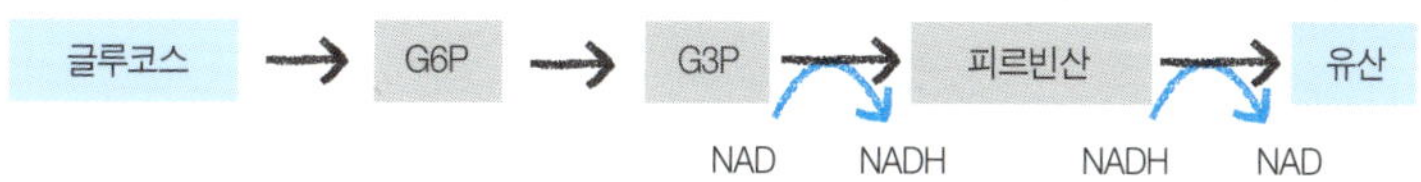

그림 14 해당계

또한 글루코스 3-인산(G3P: glucose3-phosphate)으로 변환되어 여기에 니코틴아미드 아데닌 디뉴클레오티드(NAD+: nicotinamide adenine dinucleotide)가 반응해 NADH가 될 때, 피르빈산(pyruvate)이 만들어진다. 피르빈산은 유산 탈수소산소-5(LDH5: lactate dehydrogenase)가 작용할 경우에 NADH를 NAD+로 변환하면서 유산을 만든다.

2 유산 산증의 원인과 유산이 증가하는 이유는 3가지가 있다.

① 유산/피르빈산의 비율이 정상인 경우: 포도당을 정맥 내 투여했을 때, 에피네프린(epinephrin)을 투여했을 때, 호흡성·대사성 알칼리증일 때 등으로 단순하게 피르빈산의 생산이 증가한 결과가 생길 때 등에서 일어난다. 다만 혈중 유산치는 5 mmol/L를 넘지 않는다.

② NADH/NAD비가 증가했을 경우: 결과적으로 유산/피르빈산의 비가 매우 뚜렷하게 상승한다.

③ 피르빈산 생성의 증가와 NADH/NAD비가 증가했을 경우: 중증의 유산 산증의 주요한 원인이 된다.

통상적으로는 유산 산증의 치료는 원인이 되는 질환을 치료하는 것이 중요하다. pH가 7.10 미만일 경우에는 그 자체가 순환 동태를 악화시키기 때문에 탄산수소나트륨을 투여하지만 정상치까지 회복시키는 양을 투여할 필요는 없다.

유산에는 구조적으로 L형(시계방향)과 D형(시계반대방향)이 있다. 사람의 유산은 L형이 주체가 된다. 사람의 유산은 LDH가 L형을 작용의 대상으로 하고 있기 때문이다. 만약 L형과 D형을 사람에게 투여하면 L형의 대사 속도가 항진하기 때문에 D형보다 반감기가 짧은 것으로 알려져 있다. 만약 장관 내에서 D형 유산 산생 세균이 증식 하면 D형 유산 산증이 생긴다.

원인 불명의 고음이온차 대사성 산증인 경우에 유산을 측정했는데 기준치 범위 내라면 D형 유산 산증도 고려해 보자.

이 경우에는 D형 LDH를 사용한 유산의 측정이 필요하다. 맹관증후군(blind loop) 증후군 혹은 단장(short bowel) 증후군에서 생기기 쉬운 것으로 알려져 있다. 이 경우의 치료법으로는 소화관에서 흡수되기 어려운 항균약을 사용하고, 장내 정상 세균군으로 되돌리는 것이다.

3 유산의 새로운 역할

① 유산은 LHD1의 작용에 의해서 피르빈산으로 변환되고, 반대로 LDH5에 의해서 피르빈산에서 생산된다.

② 성상교세포 내에서는 LDH5가 작용해 피르빈산에서 유산이 산생되어 신경세포로 수송된다. 수송된 유산은 LDH1에 의해 피르빈산으로 변환되고 에너지 대사의 재료가 된다.

③ 신경세포에서 방출된 글루타민산(GABA: 트랜스미터)은 성상교세포로 재흡수되어 글루타민으로 변환되고 다시 신경세포로 수송된다. 수송된 글루타민은 신경세포 내에서 글루타민산으로 변환된다.

④ 유산은 섬유아세포에 작용하고 직접적으로는 콜라겐 촉진 유전자를 활성화시킨다. 또한 프로린을 하이드로 옥시 프로린으로 변환해 콜라겐의 합성을 활성화시킨다. ADP-리보실화(ribosylation)가 이 반응을 억제한다.

⑤ 고농도의 유산은 유산+NAD를 피르빈산+NADH의 방향으로 이동시킨다.

⑥ 유산은 매크로파지(macrophage)에 작용하고 혈관 내 VEGF(vascular endothelial growth factor)를 생산시켜 혈관 신생에 작용한다.

⑦ 유산의 기능 중 하나는 손상된 조직의 회복이다. 지금까지는 유산을 좋지 않은 요소로 취급해 오고 있었지만, 효율이 좋은 에너지 대사의 중간체, 또는 손상된 조직의 회복이라고 하는 좋은 면도 조명되고 있다.

참고문헌

1) Gladden,L. B.: Lactate metabolism: a new paradigm for the third millennium. J Physiol, 558: 5-30, 2004

72 에틸렌글리콜 중독의 병태생리는?

1 에틸렌글리콜 중독의 병태생리

에틸렌글리콜 중독도 음이온차를 증가시켜 대사성 산증을 초래한다. 에틸렌글리콜은 좋은 향기가 나고, 단 맛이 나는 물질로 페인트나 플라스틱의 용제로서도 사용되고 있다. 또 자동차 부동액의 주성분으로서 사용되고 있다. 미국에서의 에틸렌글리콜 중독은 1997년에는 4,800건(자택 사망자는 21명), 1998년에는 6,000건(사망자는 21명)이나 된다. 알콜 중독 환자가 잘 모르고 마시는 경우도 있다고 한다.

치사량은 1.0~1.5 mg/kg체중이라고 대체적으로 알고 있지만, 복용하면 즉시 위와 소장으로 흡수된다. 그 후 간의 알콜탈수소산소에 의해서 대사되어 대사 산물인 글리코 알데히드(glycoaldehyde), 글리콜산(glycolate), 글리옥실산(glyoxylate)을 거쳐 옥살산이 생산된다. 이 과정에서 NADH가 대량으로 생산되기 때문에 피르빈산으로부터 유산이 대량으로 생산되어 유산 산증도 합병된다(chapter 6 · 71 그림 14 참조). 글리옥실산산은 삼투압차의 큰 요인이 된다. 삼투압차란 실측치와 계산된 삼투압(2×Na+혈당÷18+BUN÷2.8)의 차이이다.

통상적으로 삼투압차와 예상삼투압은 거의 일치하지만, 삼투압차가 증가되어 있는 것은 측정할 수 없는 물질이 혈중에, 또는 요 중에 존재하고 있다는 것을 시사한다. 에틸렌글리콜 중독의 임상증상은 3기로 나눌 수 있다.

① 1기: 중추신경계의 장애: 우울증, 질조증, 언어장애, 혼미(stupor), 혼수, 경련, 발작 등이 일어난다. 12시간 정도 지속된 다.

② 2기: 심부전, 호흡 부전: 과호흡, 빈맥, 심실성 갤럽 리듬, 청색증, 경도의 고혈압이 일어난다. 폐수종도 생긴다.

③ 3기: 빈뇨, 무뇨성 급성 신부전: 의식이 있는 환자는 옆구리 통증을 호소한다. 신장 기능은 점차 회복하지만 완전하게 돌아오기까지는 수개월이 걸린다. 특히 세포 장애는 수산의 조직침착에 의한다. 수산칼슘 결석, 혹은 수산칼슘 결정이 요 중에 출현한다.

진단의 방법은

- 중증 음이온차 대사성 산증이 있고,
- 삼투압차가 10 mOsm/L 이상 존재하고,
- 요 중에 수산칼슘 결정이 출현하는 경우이다.

2 에틸렌글리콜 중독의 치료

치료로서는 알코올 탈수소효소의 억제약인 포메피졸을 15 mg/kg체중에 투여하고, 그 후 12시간 마다 유지량으로서 10 mg/kg을 2일간에 걸쳐 투여한다. 그 다음은 15 mg/kg체중을 12시간 마다 투여한다. 포메피졸이 없는 경우에는 에탄올을 5%포도당에서 10% 농도로 엷게 만든 용액 8~10 mL/kg체중을 약 30분에 걸쳐 정주한다. 그 후 유지량으로서 1시간당 1.4~2.0 mL/kg체중을 투여한다. 또한 대사 산물을 제거하기 위해서 지속적으로 혈액 투석을 실시한다. 간헐적인 혈액 투석으로는 리바운드 현상이 나타나기 때문에 지속적인 혈액 여과 요법(CHDF)이 좋다. 대사성 산증에 대해서는 뇨의 pH를 7.0이상으로 유지하도록 50~100 mEq/L의 탄산수소나트륨 용액을 투여한다.

참고문헌

1) Scalley, R. D., et al.: Treatment of ethylen glycol poisoning. Am Fam Physician, 66: 807-812, 2002

73 메틸알코올 중독의 병태생리는?

1 메틸알코올 중독의 병태생리

메틸알코올(메탄올) 중독에서도 고음이온차 대사성 산증이 발생할 수 있다. 메탄올은 대체적으로 맛도 에틸알코올(에탄올)과 전혀 구별이 되지는 않는다. 알코올 램프용, 차세정용, 부동액, 복사기의 용액으로서 사용되고 있다. 치사량은 100% 메탄올 30 mL라고 하지만 실제로는 500 mL의 복용으로도 살아남은 증례도 있다. 또한 10% 농도를 15 mL 복용함으로써 사망하는 증례도 있다. 메탄올 자체는 복용 1~2시간 후가 가장 위험하지만 독성은 거의 없다. 25%는 폐로 대사되지만, 3~5%는 변화되지 않은 채 요를 통하여 배설된다. 대부분은 간의 알코올 탈수소효소(alcohol dehydrogenase)에 의해서 포름알데히드와 포름산으로 분해된다. 포름산은 엽산 의존성으로 이산화탄소와 물로 분해된다. 이 대사 산물인 포름알데히드와 포름산이 독성의 주요성분으로 8~30시간 독성이 지속된다.

① 신경증상: 두통, 정신착란, 현기증, 나른함이 생긴다. 에탄올 중독과 달리 다복감은 없다. 치료가 늦으면 Parkinson병이 남는다.

② 눈의 증상: 메틸알코올은 눈에 여러가지 증상을 일으킨다. 눈부심(blurred vision), 실명, 빛을 피함, 설원에 있는 듯한 감각 등으로 메틸알코올 장애가 있는 환자의 약 반정도가 이러한 증상을 호소한다. 동공은 산대되고, 시야는 협착되며 망막 부종, 결막 충혈이 나타난다. 포름산에 의한 대사성 산증과 관계가 있다.

③ 복부증상: 급성 췌장염에서 오는 복통증상이 나타난다. 침샘에서 오는 고아밀라제혈증도 나타난다.

2 메틸알코올 중독의 치료

치료로서는 복용 2시간 이내에는 위세정으로 흡수되는 메탄올의 양을 저하시킬 수 있다. 그러나 그 이후로는 벌써 흡수되었기 때문에 별로 의미가 없다. 에틸렌글리콜 중독에서와 같이 같은 양의 에탄올을 투여하면 알코올 탈수소산소를 경합적으로 길항해 메탄올의 대사를 억제하기 때문에 복용 조기에 유효하다. 포메피졸도 유효하다. 엽산을 정맥 내 투여하면 포름산의 대사를 촉진한다. 또 탄산수소나트륨을 투여해 pH를 7.20 이상으로 상승시킨다. 최종적으로는 혈액 투석이 메탄올과 포름산을 동시에 제거할 수 있기 때문에 유용하다. 복막 투석보다 혈액 투석이 8배 이상 효율이 좋은 것으로 알려져 있다.

3 그 외의 주의 사항

외국인 노동자가 커뮤니케이션이 충분히 되지 않아 메탄올을 잘못 구입, 복용하는 경우도 있다. 또 캠프장에서 잘못 복용하고 발병해서 사건인지 사고인지 불분명한 경우도 있다. 상황에 따라서는 사건으로서 경찰에 통보할 필요가 있는 경우도 있기 때문에 주의하자.

74 아스피린 중독의 병태생리는?

1 아스피린 중독의 병의 병태생리

아스피린(살리실산)은 가장 자주 사용되고 있는 해열진통제이다. 아스피린 중독은 사고(소아)로 혹은 성인에게서는 자살기도로도 발생한다. 아스피린이 대사되면 유산이나 다른 유기산이 생긴다. 이것이 음이온차 증가의 원인이 되어 대사성 산증을 일으킨다. 또한 살리실산 자체가 호흡 중추를 자극하기 때문에 과호흡이 되어 호흡성 알칼리증도 일어난다. 예를 들면 HCO_3^-가 12이하로, $PaCO_2$도 20 Torr 미만이 되는 혼합형이 된다.

2 아스피린 중독의 치료

치료법으로서는 동맥혈의 pH를 상승시켜 요를 알칼리화한다. 그러면 중추 신경계에 축적되어 있는 살리실산이 감소하고 요세관으로의 흡수도 저하되어 요를 통한 배설량도 증가해 증상이 개선된다. 다만 혈중 농도가 80 mg/dL 이상의 중증일 경우에는 혈액 투석이 필요하기도 하다.

살리실산 메틸의 성인 경구 치사량은 약 500 mg/kg체중 정도이다. 아스피린 500 mg 정을 50정 이상 복용하면 큰 영향이 나타날 가능성도 있다.

19 연습문제

증례

66세의 남성. 만성 콩팥병으로 진단되었지만 방치하고 있었다. 몇 일 전부터 전신 권태감, 식욕 부진, 호흡 곤란으로 내원하였다.

신장 168 cm, 체중 66 kg, 혈압 170/100 mmHg. 맥박 70/분.

흉부 청진으로 수포음과 목의 가르랑 거림을 청취. 양쪽 종아리에 부종이 있다.

[혈청생화학 소견] TP 6.8 g/dL, Alb 4.4 g/dL, Na 130 mEq/L, K 6.2 mEq/L, Cl 95 mEq/L, BUN 130 mg/dL, Cr 8.6 mg/dL, Glucose 120 mg/dL, pH 7.26, PaO_2 80 Torr, $PaCO_2$ 36 Torr, HCO_3^- 16 mEq/L

●●문제

① 어떤 방법으로 산염기평형을 평가할까?

② 원인은 무엇일까?

③ A-aDO_2는 얼마일까?

해답 · 해설

① 어떤 방법으로 산염기평형을 평가할까?

pH가 7.40보다 낮기 때문에 산혈증 상태이다. $PaCO_2$ 36 Torr(기준치 40), HCO_3^- 16 mEq/L(기준치 24 or 25)이므로 두가지 모두 저하되어 있다. 즉 대사성 산증이다. 대사성 산증이기 때문에, 음이온차(AG)를 계산한다. AG=Na(Cl+HCO_3^-)=130−(95+16)=19가 된다. 기준치는 12±2이므로 음이온차가 증가되어 있다. 즉 산성 물질이 축적되고 있는 상태이다. 다음으로 호흡성 대상이 충분히 행해지고 있는지를 평가한다. 대사성 산증은 HCO_3^-+15=$PaCO_2$라는 계산이 성립하면 보상기전이 정상적으로 작동하고 있다는 것이다. 실제로 계산을 해 보면 16+15=31이 되기 때문에, 본래는 $PaCO_2$가 31 Torr로 저하할 때까지 환기량이 증가할 것이다. 그러나 실제로는 $PaCO_2$가 36 Torr까지 밖에 저하하지 않았기 때문에 환기 장애도 나타난다. 즉 호흡성 산증도 합병하고 있다는 것을 시사한다.

이상으로 대사성 산증+호흡성 산증이라고 판단한다.

→ Chapter 4 · 57, chapter 6 · 69, 70 참조

② 원인은 무엇일까?

대사성 산증의 원인으로서는 BUN이 130 mg/dL로 기준치 60 mg/dL보다 큰 수치로 상승했으므로 요독증성 산증이 된다.

③ A-aDO_2는 얼마일까?

A-aDO_2(＊)=폐포 산소분압+실측 동맥혈 산소분압=150−($PaCO_2$÷호흡상=0.8) PaO_2=150−(1.25×$PaCO_2$)−PaO_2(room air의 경우)=150−(1.25×36) 80=25가 된다. 기준치는 성인은 5~15 mmHg, 고령자는 10~20 mmHg이기 때문에 A-aDO_2가 증가되어 있다. 즉 폐수종을 초래할 위험이 있다. 치료법으로서는 혈액 투석으로 BUN 등의 요독증 물질을 제거하고, 수분제거를 실시함으로써 폐수종을 없애면 증상은 빠르게 없어진다.

※「酸塩基平衡, 水·電解質が好きになる」 pp.44参照

20 연습문제

증례

45세의 여성. 안면의 붉은 반점, 관절통이 있어 내원하였다.

신장 160 cm, 체중 55 kg, 혈압 140/80 mmHg. 맥박 70/분. 양쪽 종아리에 부종이 있다.

[소변검사 소견] 요 단백질 3+, 잠혈 반응 3+, 1일 요 단백질 3.5 g/일

[혈청생화학 소견] TP 3.6 g/dL, Alb 1.7 g/dL, Na 141 mEq/L, K 3.9 mEq/L, Cl 105 mEq/L, BUN 17 mg/dL, Cr 0.85 mg/dL, Glucose 110 mg/dL, pH 7.50, PaO_2 85 Torr, $PaCO_2$ 37 Torr, HCO_3^- 28 mEq/L

●●문제

① 어떤 방법으로 산염기평형을 평가할까?

② 음이온차는 얼마가 될까? 보정 음이온차는 얼마가 될까?

③ 보정 후의 예측 HCO_3^-는 얼마가 될까?

④ 보정 후의 산염기평형은 어떻게 변화할까?

해답 · 해설

① 어떤 방법으로 산염기평형을 평가할까?

pH가 7.50으로 7.40보다 높기 때문에 알칼리혈증 상태이다.

HCO_3^-가 28 mEq/L(기준치 24 or 25)이므로 증가하고 있다.

$PaCO_2$도 저하되고 있다.

또한 HCO_3^- 28 mEq/L로 상승하고 있기 때문에 대사성 알칼리증이 된다. 또 호흡성 보상이 정상이면, $PaCO_2=HCO_3^-+15=28+15=43$이 된다.

실제로는 37이므로, 호흡성 알칼리증도 동반하고 있는 것이 된다.

즉 대사성 알칼리증+호흡성 알칼리증이 된다.

→ Chapter 6 · 69 참조

② 음이온차는 얼마가 될까? 보정 음이온차는 얼마가 될까?

Na 141 mEq/L, K 3.9 mEq/L, Cl 105 mEq/L이므로, 음이온차=Na(Cl+HCO_3^-)=141−(105+28)=8이 된다.

본 증례에서는 알부민이 크게 저하되고 있는 것에 주목한다.

알부민은 음성으로 전하하고 있기 때문에 Alb수치가 큰폭으로 저하하면 산염기평형에 영향을 준다. 알부민의 기준치인 4.4 g/dL에서 1.0 g/dL 저하하면 음이온차각 약 2.5 mEq/L 저하된다. 알부민 저하를 나타내는 신증후군, 간부전일 경우에는 보정이 필요하다.

보정 음이온차=측정 음이온차+2.5×(4.4−Alb)=8+2.5×(4.4−1.7). 즉 보정 음이온차는 8+6.8=14.8이 된다.

③ 보정 후의 예측 HCO_3^-는 얼마가 될까?

보정 후의 예측 HCO_3^-=실측 HCO_3^-+음이온차의 변화분=실측 HCO_3^-+(보정 음이온차 12)=28+(14.8−12)=30.8 mEq/L가 된다고 예측할 수 있다.

④ 보정 후의 산염기평형은 어떻게 변화할까?

H이온=[24×$PaCO_2$]÷HCO_3^-=(24×37)÷30.8=28.8 nmol/L

80−28.8=51이기 때문에 pH가 7.51이 된다. 즉 보정을 실시하면 아래와 같이 될 것으로 예상한다.

pH 7.51, PaO_2 85 Torr, $PaCO_2$ 37 Torr, HCO_3^- 30.8 mEq/L

보정 후에도 대사성 알칼리증+호흡성 알칼리증이라는 진단은 바뀌지 않지만, 저알부민혈증일 경우에는 적은 양이더라도 보정이 필요하다는 것에 주의하자.

21 연습문제

증례

58세의 남성. 당뇨병의 치료를 위해 경구 당뇨병약을 내복하고 있었다. 2일 전부터 복통이 있어, 자택에서 쉬고 있었는데, 새벽 5시에 화장실에서 넘어져 있는 것이 발견되어 구급차로 호송되었다.

신장 167 cm(외래 진찰기록), 체중 67 kg (외래 진찰기록으로 최근의 데이터)

혈압 90/50 mmHg, 맥박 90/분, 의식상태는 통각자극으로 눈을 뜨는 정도.

[혈청생화학 소견] TP 6.8 g/dL, Alb 4.3 g/dL, Na 135 mEq/L, K 5.8 mEq/L, Cl 94 mEq/L, BUN 30 mg/dL, Cr 1.3 mg/dL, Glucose 230 mg/dL, pH 7.15, PaO_2 78 Torr, $PaCO_2$ 36 Torr, HCO_3^- 11 mEq/L

●●문제

① 어떤 방법으로 산염기평형을 평가할까?

② 원인은 무엇일까?

③ A-aDO_2는 얼마일까?

해답 · 해설

① 산염기평형을 어떻게 평가할까?

pH가 7.40보다 낮기 때문에 산혈증 상태이다. $PaCO_2$ 36 Torr(기준치 40), HCO_3^- 11 mEq/L(기준치 24 or 25)이므로 모두 저하되어 있기 때문에 대사성 산증이 된다. 대사성 산증이기 때문에 음이온차(AG)를 계산한다. $AG=Na-(Cl^{+}HCO_3^{-})=135-(94+11)=30$이 된다. 기준치는 12 ± 2이므로 음이온차가 증가되어 있다. 즉 산성 물질이 축적되고 있는 상태이다.

다음으로 호흡성 보상이 충분히 행해지고 있는지를 평가한다. 대사성 산증에서는 $HCO_3^-+15=PaCO_2$라는 계산식이 성립하면 보상 작용이 정상적으로 활동하고 있다는 것이다. 실제로 계산을 해 보면 $11+15=26$이 되기 때문에 예측보다 큰 $PaCO_2$ 수치가 나온다. 그러므로 대사성 산증+호흡성 산증이 된다.

→ Chapter 4 · 57, chapter 6 · 69 참조

② 원인은 무엇일까?

대사성 산증의 원인으로서는 우선 당뇨병성 케톤 산증, 요독증성 산증이 있는지를 체크한다. 혈당치가 500 mg/dL 이상일 경우와 혈중, 요 중의 케톤체가 존재하는 경우에 진단할 수 있다. 이 환자의 경우에는 혈당치 230 mg/dL이므로 당뇨병성 케톤 산증은 아니다. 또 BUN도 30 mg/dL로, 60 mg/dL 미만이기때문에 요독증성 산증도 아니다. 따라서 유산 산증이 가장 의심된다. 최근에는 응급 검사로 유산을 간단하게 측정할 수 있어 유산 산증의 진단이 편리해졌다.

이 환자의 경우에는 혈압 90/50 mmHg로 저하되고 있다. 또 의식 장애도 나타나고 있다. 쇼크상태에 의한 유산 산증일 가능성이 크다.

쇼크상태에 빠진 원인을 찾아내는 것이 중요한데, 저칼슘혈증, 고아밀라제혈증이 있기 때문에 급성 췌장염에 의한 것이 원인이라고 판단된다.

→ Chapter 6 · 71 참조

③ A-aDO_2는 얼마일까?

A-aDO_2=폐포 산소분압−실측 동맥혈 산소분압=150−($PaCO_2$÷호흡상=0.8)−PaO_2=150−(1.25×$PaCO_2$)−PaO_2(room air의 경우)=150−(1.25×36)−78=27이 된다. 기준치는 연소자는 5~15 mmHg, 고령자는 10~20 mmHg이기 때문에 이 환자는 A-aDO_2가 뚜렷하게 증대하고 있다는 것을 알 수 있다. 즉 확산 장애, 환기혈류분포의 이상, 폐수종 등이 원인일 가능성이 있지만, 쇼크에 의한 폐수종이 가장 가능성이 높다고 생각할 수 있다.

22 연습문제

증례

34세의 여성. 현기증과 2일간 구토를 호소해 응급호송되었다. 환자는 6년간 가까운 병원에서 월, 수, 금요일에 유지 혈액 투석을 받고 있었다. 지난 주 아이가 상기도염에 걸려 간병을 위해서 금요일의 투석을 받지 않았다. 토요일부터 구토증상이 있어 월요일 아침에 구급 호송되었다.

앉은 자세에서 맥박 92/분 , 기립 자세에서 122/분 ,

혈압 앉은 자세에서 98/66 mmHg, 기립 자세에서 70/42 mmHg이었다.

[혈청생화학 소견] BUN 65 mg/dL, Cr 13 mg/dL, Na 139 mEq/L, K 4.5 mEq/L, Cl 85 mEq/L, pH 7.40, PaO_2 100 Torr, $PaCO_2$ 40 Torr, HCO_3^- 25 mEq/L

●●문제

① 어떤 방법으로 산염기평형을 평가할까?

② 어떻게 치료하면 좋을까?

해답 · 해설

① 어떤 방법으로 산염기평형을 평가할까?

pH는 7.40으로 정상 상태이다. $PaCO_2$ 40 Torr로 기준치이다. HCO_3^- 25 mEq/L로 기준치 24 or 25로 HCO_3^-도 기준치이다. 즉 얼핏 보기에 산염기평형의 이상은 없어 보인다.

그러나 음이온차(AG)=Na−Cl−HCO_3^-=139−85−25=29가 된다. 즉 음이온차가 기준치 12±2보다 증가되어 있기 때문에 고음이온차 대사성 산증이 존재하고 있다.

여기서 한번 더 Na 139 mEq/L, K 4.5 mEq/L, Cl 85 mEq/L의 수치들로 Na−Cl를 계산해 보자.

Na−Cl=음이온차+HCO_3^-가 된다. 이 환자의 경우에는 Na−Cl=139−85=54가 된다. 만약 고음이온차의 대사성 산증이 아닌, 음이온차을 기준치인 12로 가정했을 경우에는 HCO_3^-=Na−Cl−AG=54−12=42라는 값이 된다. 즉 원래 HCO_3^-가 42임에도 불구하고 고음이온차의 대사성 산증에 의해서 HCO_3^-가 중화되어 정상수치인 25가 된 것이다. 즉 대사성 산증과 대사성 알칼리증의 혼재라고 볼 수 있다.

다르게 생각해 보면 보정 HCO_3^-=실측 HCO_3^-+AG=실측 HCO_3^-+(29−12)=25+17=42가 된다.

→ Chapter 4 · 57, chapter 6 · 70 참조

② 어떻게 치료하면 좋을까?

대사성 산증일 경우에는 혈액 투석을 1회 실시하지 않았던 것에 의한 요독증 물질의 축적에 의한 것이라고 생각할 수 있다. 즉 요독증성 산증에 의해 고음이온차 대사성 산증이 발병한 것이다. 대사성 알칼리증일 경우에는 구토에 의해서 H, Cl이 체내에서 소실된 것으로부터 기인한 것이다. 따라서 유효 순환 혈장량의 저하로 HCO_3^-의 배설도 저하되어 대사성 알칼리증이 지속되게 된 것이다.

앉은 자세에서의 맥박 92/분, 기립 자세에서 122/분, 앉은 자세에서의 혈압이 98/66 mmHg, 기립 자세에서 70/42 mmHg인 것은 tilt 테스트가 양성인 것을 나타내고 있다(양성 판정: 심박수 30/분 이상 증가, 혈압 20 mmHg 저하). 대처법으로서는 대사성 알칼리증이기 때문에 세포외액량을 증가시키기 위한 생리식염수를 투여한다. 또한 대사성 산증에 대해서는 요독증 물질을 제거하기 위한 혈액 투석을 실시한다. 그

리고 체중을 평상 시의 체중(건체중)까지 되도록 수액을 투여한다. 언뜻 보면 산염기평형에는 전혀 이상이 없어 보여도 대사성 산증과 알칼리증이 공존하고 있는 경우도 있다.

→ Chapter 1 · 9 참조

Chapter 7
수액의 실제

Infusion

75 수액에 관한 달성 목표를 배워보자.

필자가 생각하는 수액에 관한 중요한 달성 목표를 아래와 같이 나타냈다.

- 부족한 수분량, 전해질량을 파악해 1일 투여량을 설정할 수 있다.
- 세포외액량을 증가시키고 싶을 때 전해질용액을 사용할 수 있다.
- 세포 내에 물을 공급하고 싶을 때 5% 포도당액을 사용할 수 있다.
- 저장성 전해질용액이 없을 때에는 전해질용액과 5% 포도당액으로 저장성 전해질용액을 만들 수 있다.
- 저장성 전해질의 의의(1일 1 L 혹은 2 L를 계속해서 투여했을 때 의의)를 설명할 수 있다.
- 저장성 전해질을 요량의 유무(신장 장애의 유무)에 따라 구분하여 사용할 수 있다.

다수의 유지액을 보유하고 있는 일본의 상황은 국제적으로도 독특하다. 다른 많은 나라에서는 전해질용액과 5% 포도당액을 이용한다. 반대로 이것을 할 수 있으면 특별히 저장성 전해질용액의 필요성을 느끼지 않는다. 유지액을 만들 수 있는 것을 목표로 하는 자세가 중요하다. 이것이 위에서 제시한 표의 논리(정석)이다.또한 시간의 효율화나 시설의 상황에 맞추기 위해 현재 보유하고 있는 다수의 수액 제제(전해질용액, 포도당액)를 능숙하게 사용하는 방법도 습득해 둘 필요가 있다.

어떤 방법으로도 ①수분을 1일 어느 정도 투여해야 할 것인가, ②전해질을 1일에 어느 정도 투여할 것인가 라는 기본적 입장은 똑같다. 지금까지 수액이 어렵다고 느꼈던 것은 정석만이 강조되어 왔기 때문이다. 일본의 상황에 맞춘 다양한 사용법이 제시되어 있지 않기 때문에 자기만의 방식, 그 의료시설의 유파 의식 등이 일반화되어 이론체계가 희박했다. 이번에는 여러분과 함께 그 벽을 넘어 보자.

76 수액 제제의 종류는?

수액 제제는 각 제조회사에 따라 여러 가지의 종류가 판매되고 있기 때문에 몹시 복잡하다. 이것들을 모두 기억하지 않으면 안 된다고 생각하는 것만으로도 수액을 멀리하게 된다. 또 근무하는 병원에서 사용되고 있는 품목도 저마다 다르다. 이러한 상황에 대응하기 위해서는 원칙적인 것을 이해해 둘 필요가 있다.수액 제제는 3가지로 크게 구별된다. ①전해질만으로 혈장삼투압과 비슷한 수치로 조정한 용액(표 17), ②포도당만으로 혈장삼투압과 비슷한 수치로 조정한 용액(표 18), ③전해질과 포도당을 혼합해 혈장삼투압과 비슷한 수치로 조정한 용액(표 19)의 3종류가 있다.

1 전해질만으로 혈장삼투압과 비슷한 수치로 조정한 용액

1) 생리식염수

생리식염수는 0.9%의 식염액으로 Na^+, Cl 모두 154 mEq/L의 농도이다. 완전하게 이온화한다고 가정하면, 삼투압은 308 mOs/L가 된다. 이 용액을 투여하면 세포 외로 분포하기 때문에 세포외액을 증가시킬 필요가 있는 경우(체액량 감소: volume depletion)에 사용한다.

2) Ringer액(링거액)

줄기세포, 피부세포에 대해서 적절한 농도(Na 147 mEq/L, Cl 156 mEq/L, K 4.0 mEq/L, Ca 4.5 mEq/L)를 함유한 용액이다.

3) Hartmann액(하트만액)

생리식염수이나 링겔액을 1~2 L 대량으로 사용하면 혈중 HCO_3^-는 희석되어 농도가 낮아진다. 이것은 대사성 산증을 의미한다. 이것을 희석성 대사성 산증이라고 부른다. 여기서 HCO_3^-의 원재료인 유산(간에서 대사되어 HCO_3^-가 된다), 혹은 초산(근육과 간에서 대사되어 HCO_3^-가 된다)을 추가함으로써 대사성 산증을 개선하는 연구가 이루어졌다.

2 포도당만으로 혈장삼투압과 비슷한 수치로 조정하는 용액

1) 5% 포도당액

용액의 삼투압은 278 mOsm/L이다. 세포 내의 혈장삼투압보다 약간 낮아지기 때문에 물은 세포 내로 이동한다.

전해질 용액	Na (mEq/L)	K (mEq/L)	Cl (mEq/L)	Ca (mEq/L)	유산 (mEq/L)	초산 (mEq/L)	Mg (mEq/L)	포도당 (g/L)
생리 식염수	154	0	154		0			
링거	147	4	156	4.5	0			
하트만액								

표 17 수액 제제(전해질용액)의 종류와 조성

포도당 용액	Na (mEq/L)	K (mEq/L)	Cl (mEq/L)	Ca (mEq/L)	유산 (mEq/L)	초산 (mEq/L)	Mg (mEq/L)	포도당 (g/L)
5% 포도당액	0	0	0	0	0	0	0	203

표 18 수액 제제(포도당 용액)의 종류와 조성

또한 세포 내에서 포도당이 대사되면 물이 만들어진다. 세포 내에 물을 공급하고 싶을 때 즉 세포 내 탈수(dehydration)에 사용된다(표 18).

77 1일 필요 수분량은?

Let's Try

수액시트 30 유지 수분량을 구하는 방법

체중, 체온, 요량, 변량을 알면 아래의 수치를 계산할 수 있다.

체중(kg)	(65)
체온(℃)	(36.5)
요량(mL)	(1,500)
변(mL)	(100)
불감손실(mL)	(975)
손실 총량(mL)	(2,575)
대사과정에서 생산도는 수분(mL)	(325)
유지 수분량(mL)	(2,250)

필요 수분량은 환자의 상황에 따라 변한다. 수분 결핍이 없는 경우에는 현상을 유지하기 위한 유지 수분량(요량+불감손실+대변－대사과정에서 생산되는 수분)으로 구할 수 있다. 수분 결핍이 있는 경우에는 보충 수분량을 가산할 필요가 있다. 보충 수분량은 결핍 수분량에 안전계수를 곱하면 구할 수 있다.

> 유지 수분량=요량＋불감손실＋대변－대사과정에서 생산되는 수분,
> 보충 수분량=결핍 수분량×안전계수,
> 필요 수분량=유지 수분량＋보충 수분량

이 된다.

Let's Try

수액시트 31 보충 수분량을 구하는 방법

진찰 시의 체중, 투여 시의 혈청 Na수치, 목표 혈청 Na수치, 안전계수를 알면 아래의 수치를 계산할 수 있다.

진찰 시의 체중을 사용하는 경우	
진찰 시의 체중(kg)	(65)
투여 시의 혈청 Na(mEq/L)	(141)
목표 혈청 Na(mEq/L)	(140)
수분 결핍량(mL)	(464)
안전계수(1/X)	(3)
보충 수분량(mL)	(155)

수액시트 32 필요 수분량을 구하는 방법

유지 수분량, 보충 수분량을 알면 필요 수분량을 계산할 수 있다.

유지 수분량(mL)	(2,250)
보충 수분량(mL)	(155)
필요 수분량(mL)	(2,405)

① 요량, 가장 먼저 전날의 요량을 체크한다. 다음으로 최근 1시간의 요량을 체크한다. 약 1시간 동안의 요량이 60 mL였다면, 1일 1,440 mL라고 추측할 수 있다. 이 시점에서 시간당 요량이 감소하고 있으면 신장 기능 저하가 있다는 것을 예측할 수 있다.

② 불감손실량에 대해서는 15×체중+200×(체온−36.5)라고 하는 식으로 구할 수 있다. 36.5℃가 보통체온으로 발열이 있으면 불감소실량도 증가한다.

③ 대사과정에서 생성되는 수분은 체중당 5 mL이기 때문에 (5×체중 kg) mL가 된다.

④ 대변으로도 수분이 소실되기 때문에 일단 100 mL를 더한다. 만약 설사가 있는 경우는 이 수분 소실량을 늘려 계산할 필요가 있다.

⑤ 수분 결핍량에 대해서는 진찰 시의 체중을 참고로 한다. 이전의 체중과 비교해 감소된 양이 수분 결핍량이 된다(kg≒). 이전의 체중과의 차를 구할 수 없는 상황에서는 진찰 시의 체중과 혈청 Na치(dehydration의 경우)로부터 수분 결핍량을 추측한다(chapter 2 · 30, 수액시트 18).

⑥ 안전계수는 수분 결핍량을 그대로 하루동안 보충하면 급격하게 보정이 되는 것으로 안전계수를 예측해 보충 수분량을 구한다. 즉 안전계수란 1일이 아니라 2일을 보정해야 할지 3일을 보정해야 할지를 의미한다. 통상적으로 1/3을 사용하고 있다. 상황에 따라서는 1/2혹은 1/4를 사용하기도 한다.

수액시트 30에 입력해 보면 유지 수분량을 간단하게 구할 수 있다.

또 마찬가지로 수액시트 31로 보충 수분량도 구할 수 있다. 결핍 수분량의 계산에는 적혈구 용적률을 사용하는 방법도 있지만, 환자에게 빈혈이 있으면 이전의 검사결과가 없는 이상 혈액의 농축도를 평가할 수 없다. 또 소화관 출혈 혹은 하혈 등이 발생한 경우에도 사용할 수 없다. 그런 의미에서는 불충분하지만 적혈구 용적률을 사용해 추측하는 방법보다 Na수치로 추측하는 것이 간편하다. 만약 저나트륨혈증이 있는 경우에는 수분 결핍량이 마이너스 수치가 나오지만 우선 제로로 평가해 사용한다.

필요 수분량은 유지 수분량+보충 수분량으로 구할 수 있다(수액시트 32).

수액시트 30)에 포함된 계산식

- 불감손실(mL)=15×체중(kg)+200−[체온(℃)−36.5]
- 소실 총량(mL)=요량(mL)+변(mL)+불감증설(mL)
- 대사과정에서 생산된 수분량(mL)=5×체중kg)
- 유지 수분량(mL)=소실 총량(mL)−대사과정에서 생산된 수분량(mL)

수액시트 31)에 포함된 계산식

- 수분 결핍량(mL)=1,000×진찰 시 체중(kg)×[투여 시의 혈청 Na수치(mEq/L) −목표 혈청 Na수치(mEq/L)]÷목표 혈청 Na수치(mEq/L)
- 보충 수분량(mL)=수분 결핍량(mL)×안전계수

수액시트 32)에 포함된 계산식

- 필요 수분량(mL)=유지 수분량(mL)+보충 수분량(mL)

78 1일 필요 전해질량은?

1 염분(Na, Cl)

일본인의 1일 염분 섭취량(NaCl)은 10~13 g이다. 섭취한 염분의 대부분은 소변으로 배설되기 때문에 반대로 소변의 염분 배설량을 측정하면 염분 섭취량을 추측할 수 있다. 다만 대량의 염분을 섭취하면 전부는 배설되지 않고, 체내에 축적되기 때문에 체액량이 증가해 고혈압이 된다. 이러한 의미에서 후생노동성은 1일 염분 섭취량을 7 g로 하는 것을 추천하고 있다. 수액요법을 실시할 때에 Na농도에 이상이 없는 경우에는 1일 7~13 g의 염분(NaCl) 투여가 일반적이다. 그리고 수액으로 NaCl를 투여했을 때에는 반드시 투여 후의 Na수치를 예측하는 것이 중요하다. 또 Na가 포함되지 않은 5% 포도당액만을 사용했을 경우에도 투여 후의 Na을 예측하는 것이 중요하다.

2 K

K는 1일 소변으로의 K배설량이 중요하다. K의 적절 배설량은 60 mEq/일이다. 1시간당 60÷24=2.5 mEq의 배설량이 된다. 신부전이 있는 경우에는 K배설량이 저하하기 때문에 수액을 투여할 때에 감량하지 않으면 안된다. 또한 저칼륨혈증이 있는 경우에는 넉넉하게 투여하지만 1일 배설량의 2배(120 mEq/일)가 최대량이라고 알아두자.

3 Ca, P, Mg

단기간의 수액으로는 Ca, P, Mg의 보충에 대해서 특별히 문제가 될 것은 없다.

4 용액의 삼투압에 주의한다

이러한 전해질을 투여할 때에 주의해야 할 점은 수액 중의 전해질은 그 자체가 삼투 물질인 것이다. 삼투압은 용액 중에 존재하는 분자수로 결정되기 때문에 각각의 전해질(단위: mmol/L)의 총합이 삼투압(단위: mOsm/L)이 된다. 혈장 삼투압은 280~300 mOsm/L를 변동하고 있지만, 투여하는 수액의 삼투압도 이 범위 내로 하는 것이 수액의 조건 중 하나이다.

5 투여 후의 혈청 Na수치를 예측한다

용액 1 L를 투여했을 때의 혈청 Na는 Adrogué-Madias의 식으로 예측할 수 있다. 이 순서를 생략하면 타당한 수액요법을 실시하지 못하게 된다. 이러한 의미에서도 항상 Na를 예측하고 타당한 수치가 되도록 수액을 조정하는 것이 중요하다.

79 포도당 투여는 어떻게 판단할까?

1 포도당의 대사

5% 포도당액은 본래는 순수한 물을 투여해야 할 상황에서 사용한다. 순수한 물은 삼투압이 제로이기 때문에 생체의 세포를 파괴해 버린다. 순수한 물을 혈장 삼투압에 가까운 삼투압으로 만들어야 하기 때문에 포도당을 사용해 조정하는 것이다. 이 원칙을 이해해야 한다. 또한 5% 포도당액의 삼투압은 278 mOsm/L로, 혈장 삼투압보다 조금 낮아 투여된 수분이 세포 내로 이동하고 포도당은 세포 내에서 대사되어 수분을 생성한다. 이러한 의미에서 각각의 세포에 수분을 공급하고 싶을 경우에 사용하는 용액이 포도당이다. 또 포도당 1.0 g은 대사되면 4 kcal의 에너지원이 된다. 5% 포도당액 1 L에는 50 g의 포도당이 있기 때문에, 4×50=200 kcal에 상당하다. 만약 1일 2 L를 투여하면 400 kcal가 되지만, 1일 필요 에너지가 1,600~2,000 kcal라면 1일 2 L의 포도당을 투여해도 필요량의 1/4혹은 1/5밖에 되지 않는다. 즉 5% 포도당액을 영양 혹은 에너지 부족을 보충하기 위해서 사용하는 것이라고는 생각하지 않는 것이 좋다.

2 포도당 투여가 전해질에 끼치는 영향

2 L의 5% 포도당액(2 L의 전해질이 없는 물)을 사용한 뒤의 Na수치는 얼마가 될까?

투여 시의 혈청 Na를 140 mEq/L로 Adrogué-Madias의 식에 입력해 보자(chapter 2 · 20, 수액시트 15). 1 L를 투여했을 때에 3.5 mEq 저하하기 때문에, 2 L투여했을 때에는 그 2배인 7.0 mEq/L의 혈청 Na가 떨어진다. 즉 약 133 mEq/L까지 떨어지게 된다. 에너지의 보급을 중요시해서 5% 포도당액만을 사용하면 의인성 저나트륨혈증을 일으키게 된다.

전해질과 혼합하는 경우, 포도당 180 g이 1 mmol(1,000 mmol)이기 때문에, 1 g은 5.6 mmol에 해당한다. 수액안에 포함되어 있는 포도당도 이처럼 삼투압 물질이 된다. 즉[전해질량의 삼투압+포도당(당류)량의 삼투압]이 280~310 mOsm/L가 되도록 조정할 필요가 있다.

Adrogué-Madias의 수정식에 의한 Na변화 예측

체중(kg)	체액량(L)	투여 Na농도 (mEq/L)	투여 K농도 (mEq/L)	투여 시의 혈청 Na(mEq/L)
66	39.6	0	0	140
Δ[Na](mEq/L)	3.45			

※수액시트 15에서

80 수액의 안전구역이란 무엇일까?

1953년에 발표된 Talbot의 그림이 유명하다. 그렇지만 안심하자. 현재는 아무도 이 그림을 사용하고 있지 않다(그림은 생략 한다). 이것은 이론적으로는 우수하지만 임상현장에는 거의 도움이 되지 않는다. 수액량 결정에서 가장 처음으로 수분량을 계산한 다음에 전해질량을 추측한다. 이 2개의 밸런스로 수분이 과잉이 되는지, 전해질이 과잉이 되는지가 정해진다. 이것을 근거로 한 실제 임상현장에서 중요한 「수액의 조건」이 있다.

수액의 조건(안전구역)

- 수액 삼투압을 280~310 mOsm/L(즉 총 분자량을 280~310 mmol/L)로 한다.
- 염분(NaCl) 투여량은 7~13 g(Na와 Cl을 238~442 mmol)로 한다.
- K투여량은 신장 기능에 따라 조절하지만 평균적으로는 60 mEq/일로 한다.

이상의 원칙을 지키면 문제를 거의 피할 수 있다. 또한 환자의 상황에 따라 세세하게 투여량을 조절하는 것이 중요하다.

81 어떻게 수액제를 선택하면 좋을까?

Let's Try

수액시트33 1일 투여량의 계산식

진찰 시의 체중, 투여 시의 혈청 Na치, 목표 혈청 Na치, 체온, 요량, 변량과 투여한 NaCl, K, 포도당의 양을 알면 아래의 수치를 계산할 수 있다.

① 수분 결핍량

진찰 시의 체중을 사용할 경우 체중(kg)	
진찰 시의 체중(kg)	(65)
투여 시의 혈청 Na(mEq/L)	(142)
목표 혈청 Na(mEq/L)	(140)
수분 결핍량(L)	(0.9)

(※다음 페이지에 계속)

② 1일 소실량

체중(kg)	(65)
체온(℃)	(37)
요량(mL)	(1,500)
변(mL)	(100)
불감소실(mL)	(1,075)
총량(mL)	(2,675)

1 1일 투여량의 결정

1) 수분 결핍량의 추측

우선 투여 시 혹은 외래 진찰 시의 체중을 측정한다. 다음으로 혈청 Na로부터 수분 결핍량을 추측한다(chapter 2 · 30). 체중 65 kg인 사람에게 투여 시의 Na가 142 mEq/L였고, 목표치를 140 mEq/L로 정했을 경우 수분 결핍량은 0.9 L가 된다(수액시트33-②).

2) 수분 소실량과 수분 투여량의 추측

이어서 수액시트33-②에 체온, 요량, 대변(통상은 100 mL로 입력)을 입력하면 1일 수분 소실량을 추정할 수 있다.

③ 1일 투여량

수분 유지량(mL)	(2,250)
투여 수분 결핍량(mL)	(310)
수분 투여량(mL)	(2,560)
투여 NaCl(염분)(g)	(14.0)
투여 K(mEq)	(60)
투여 포도당(g)	(40)
투여 에너지(kcal)	(160)

1. 혈장 삼투압: 280~310 mOsm/L
2. 평균적 염분 섭취량: 7~13 g/일
3. 칼륨 배설량: 60 mEq/일

	mEq	mEq/L	삼투압(mOsm/L)
투여 Na	(238)	(93)	(186)
투여 K	(60)	(23)	(23)
투여 포도당	(222)		(87)
삼투압			(296)

④ Adrogué-Madias의 수정식에 의한 Na변화의 예측

체중	체액량	투여 Na농도 (mEq/L)	투여 K농도 (mEq/L)	투여 시의혈청 Na(mEq/L)
(65)	(39)	(93)	(23)	(142)
Δ[Na](mEq/L)	(−0.64)			

※수액시트 15에서

※[주의] 여기서 사용하고 있는 Na투여량, K투여량, 포도당 투여량은 예시이므로 실제의 임상현장에서는 적절한 수치를 입력해 조정하자.

투여량에 관해서는 수분 유지량=요량+불감손실−5×체중(대사과정에서 생성되는 수분), 투여 수분 결핍량=수분 결핍량×안전계수(1/3: 3일에 걸쳐 보정한다는 의미)를 계산하면 수분 투여량을 알 수 있다.

3) 투여하는 염분량과 포도당량의 결정

다음의 과정에서 중요한 점은 혈장삼투압이 280~310 mOsm/L이므로 이 범위 내가 되도록, 1일 NaCl(염분)량과 포도당량을 설정하는 것이다. 통상의 경우, 1일 K배설량은 60 mEq이므로 이것을 투여량으로 입력하지만 신부전 혹은 고칼륨혈증이 있는 경우에는 감량 혹은 제로로 한다. 여러 가지 조합이

수액	Na	포도당	K	수분량
생리식염수	154	0	0	1,000
5% 포도당	0	50	0	1,000

표 20 수액 제제의 종류와 조성

있지만 1일 NaCl(염분)량 14 g, 1일 포도당량 40 g, 1일 K량 60 mEq로 설정해서 계산해 보자(수액시트33-③).

4) 투여 후 Na치의 추측

그 다음 과정으로 투여 시의 혈청 Na가 142 mEq/L로 1 L의 수액요법을 실시했을 때에 어떻게 변화하는지를 평가해 보자(수액시트33-④). 이번 예에서는 결과가 0.64 mEq/L로 나왔다. 만약 2 L의 수액을 투여하면 혈청 Na치가 1.2 mEq/L만큼 저하하게 된다.

2 최적 수액제의 선택

마지막으로 수액제 중에서 최적의 조합을 선택한다. 기본적 사항은 어느 의료 시설에서도 사용되어 지고 있는 생리식염수, 5% 포도당액을 베이스로 하는 것이다. 또한 부족한 K를 Kcl로 보충한다.

생리식염수에 K 30 mEq 추가하면, 목적에 적합한 용액을 만들 수 있다. 이러한 방법으로 최적의 수액제를 선택할 수 있다. 신장 기능이 50% 이상인 경우에는 투여되어 과잉된 전해질은 소변으로 배설되기 때문에 크게 걱정할 필요는 없지만, 투여량, Na량, K량에 평소부터 주위를 기울이는 것이 중요하다. 각각의 질환(심부전, 간부전, 신부전, 수술 후 등)에서 어떻게 수액제를 사용해야 하는지에 대해서는 원칙을 벗어나는 경우도 간혹 있긴 하지만 수액의 원칙을 이해하면 응용할 수 있다.

수액시트 33)에 포함된 계산식

- 수분 결핍량(L)=진찰 시의 체중(kg)×[투여 시의 혈청 Na수치(mEq/L)−목표 혈청 Na수치(mEq/L)]
  −목표 혈청 Na수치(mEq/L)
- 불감손실(mL)=15×체중kg)+200[체온(℃)−36.5]
- 소실 총량(mL)=요량(mL)+변(mL)+불감손실(mL)

- 수분 유지량(mL)=요량(mL)+불감소실(mL)−5×체중(kg)
- 투여 수분 결핍량(mL)=수분 결핍량(L)×1,000÷3
- 수분 투여량(mL)=수분 유지량(mL)+투여 수분 결핍량(mL)
- 투여 에너지(kcal)=투여 포도당(g)×4
- 투여 Na(mEq)=투여 NaCl(염분)(g)×17
- 투여 Na(mEq/L)=투여 Na(mEq)÷수분 투여량(mL)×1,000
- 투여 Na의 삼투압(mOsm/L)=투여 Na(mEq/L)×2
- 투여 K(mEq/L)=투여 K(mEq)÷수분 투여량(mL)×1,000
- 투여 K의 삼투압(mOsm/L)=투여 K(mEq/L)
- 투여 포도당(mEq)=투여 포도당(g)÷180×1,000
- 포도당의 삼투압(mOsm/L)=투여 포도당(mEq)÷수분 투여량(mL)×1,000
- 삼투압(mOsm/L)=투여 Na의 삼투압(mOsm/L)+투여 K의 삼투압(mOsm/L)
  +투여 포도당의 삼투압 mOsm/L)

- 체액량(L)=0.6×체중(kg)
- Δ[Na](mEq/L)=[투여 Na농도(mEq/L)+투여 K농도(mEq/L)−투여 시의 혈청 Na(mEq/L)]
  ÷[체액량(L)+1]

82 수액에서의 함정은?

보통은 수액의 필요량을 추측해서 투여를 개시하지만 투여하는 행위로 새로운 상황이 나타나기도 한다. 하룻동안 수액을 투여했는데 당초의 상황과 달라져서 예측치로부터 어긋나는 상황이 발생할 수 있기 때문에, 다음날 혹은 다음 다음날에 재차 체액 균형을 평가해 수액 조성을 조정하는 것이 필요하다. 계획-실행-평가를 반복하는 것이 중요하다.

다음으로 언제까지 수액을 계속할지, 언제 수액을 중지할지의 판단이 중요하다. 예를 들면 급성 신손상 후에는 다뇨기가 되는데 만약 전날의 요량을 참고로 계속 수액을 투여한다면 시간이 흘러도 2~3 L의 수액을 계속 투여하게 된다. 따라서 수액을 투여함으로써 요량이 증가하는 상황이 되는 것이다. 수액을 투여함으로써 요량이 증가하고, 요량이 증가하기 때문에 계속 수액을 투여한다는 악순환이 된다.

반대로 요량이 적기 때문에 수액량을 줄이면 더욱 요량이 줄어드는 사태에 빠지기도 한다.

또 일상적으로 수액을 투여하면서 수액을 투여하는 목적 자체를 잊어버리는 경우가 있다. 검사 데이터는 개선되었지만 임상증상이 개선되지 않는 상황에 빠지는 경우도 있다. 이러한 경우, 신체 소견이 중요하기 때문에 환자의 진찰은 기본이다.

83 (고칼로리 수액에 대한)1일 필요 에너지량은 얼마일까?

Let's Try

수액시트 34 남성의 1일 필요 에너지(Harris-Benedict의 식)

남성은 연령, 신장, 체중, 활동인자, 스트레스 인자를 알면 필요 에너지량을 계산할 수 있다.

연령	(58)
신장(cm)	(172)
체중(Kg)	(66)
활동인자	(1.2)
스트레스 인자	(1.0)
남성의 필요 에너지(kcal)	(1,723)

수액시트 35 여성의 1일 필요 에너지(Harris-Benedict의 식)

연령	(59)
신장(cm)	(161)
체중(Kg)	(47)
활동인자	(1.2)
스트레스 인자	(1.0)
여성의 필요 에너지(kcal)	(1,323)

여성도 연령, 신장, 체중, 활동인자, 스트레스 인자를 알면 필요 에너지량을 계산할 수 있다.

활동인자	
침대에서의 안정	1.0
보행	1.2
작업	1.4
노동	1.6
스트레스 인자	
보통	1.0
암 환자	1.2
수술	1.4

표 23 활동지수와 침습지수

고칼로리 수액을 시행하기 전에는 환자의 1일 필요 에너지량을 먼저 구해야 한다.

1일 필요 에너지량은 성별, 연령, 신장, 체중에 따라 다른데 Harris-Benedict의 식으로 구하는 것이 일반적이다. 이 식으로는 기초 에너지량(basal energy expenditure: BEE: kcal/일)을 얻을 수 있다. 다음으로 그 수치를 이용해 활동지수(activity factor)와 스트레스 지수(stress factor)를 구하면 필요 에너지량을 계산할 수 있다(표 23, 수액시트 34, 35).

자신의 필요 에너지량을 계산해 보자.

수액시트 34)에 포함된 계산식

- 남성의 필요 에너지(kcal)=[66 + 13.7 × 체중(kg) + 5 × 신장(cm) − 6.8 × 연령] × 활동인자 × 스트레스 인자

수액시트 35)에 포함된 계산식

- 여성의 필요 에너지(kcal)=[655 + 9.6 × 체중(kg) + 1.7 × 신장cm) − 4.7 × 연령] × 활동인자 × 스트레스 인자

84 (고칼로리 수액에 대한)1일 필요 단백질량은 얼마일까?

Let's Try

수액시트 36 Non-protein calorie/nitrogen(NPC/N)의 식

필요 에너지량, 단백질 섭취량을 알면 NPC/N수치를 계산할 수 있다.

필요 에너지량(kcal)	(1,723)
단백질 섭취량(g)	(60)
섭취 단백질의 에너지량(kcal)	(240)
Non-protein calorie(kcal)	(1,483)
섭취 단백질의 질소량	(9.6)
NPC/N	(154)

수액시트 37 필요 단백질량

반대로 필요 에너지량과 NPC/N를 알면 필요 단백질량을 계산할 수 있다.

필요 에너지량(kcal)	(1,723)
NPC/N	(200)
필요 단백질량(g)	(48)

1 에너지와 단백질의 관계

1일 에너지 섭취량은 크게 탄수화물이나 지방에서 유래하는 것과 단백질에서 유래하는 것으로 나눌 수 있다.

중증열상, 복합외상	80~100
패혈증, 대수술, 외상	120
통상	150
스트레스 후 안정기	150~170
만성질환	150~170
신부전	200~300

표 24 NPC/N참고수치

만약 에너지 섭취량이 부족하면 섭취한 단백질(아미노산)은 즉시 에너지로 변환되어 단백질 합성으로는 사용되지 않는다. 또한 에너지 섭취량이 부족하면 신체 스스로가 단백질을 에너지로서 사용한다. 이것을 단백질의 이화라고 부른다. 반대로 에너지가 충분해도 단백질(아미노산)이 없으면 단백질 합성이 일어나지 않는다. 이처럼 에너지 섭취량과 단백질 섭취량은 밀접한 관계가 있다.

2 NPC/N를 활용한다.

「탄수화물이나 지방에서 유래하는 에너지」는 「1일 필요 에너지량」으로부터 「섭취 단백질에서 유래하는 에너지량」을 뺀 수치이다. 이것을 non-protein calory라고 부른다. 이 수치와 단백질에서 유래하는 질소의 비를 non-protein calory/nitrogen: NPC/N라고 표현한다. 통상적인 상태에서 NPC/N의 수치는 150이지만, 중증 화상에서는 단백질(분모)의 합성이 보통때보다 더 필요하기 때문에 80~100이 된다. 마찬가지로 외상, 외과 수술을 했을 경우에는 NPC/N수치가 100~120 전후나 150보다 낮아진다. 반대로 스트레스 후 안정기, 만성질환일 경우의 NPC/N의 수치는 150~200이 되고, 기아에서는 400~600, 신부전에서는 200~500이 된다. 각각의 상황에 따라 NPC/N수치는 변화한다.

이를 이해하기 위해서 가장 먼저 NPC/N를 구해 보자. Harris-Benedict의 식으로 1일 필요 에너지량을 계산할 수 있다(chapter 7 · 83, 수액시트 34, 35). 다음으로 단백질 섭취량을 입력한다. 단백질의 에너지량은 4 kcal/g이기 때문에, 남성은 4×90=360 kcal, 여성은 4×70=280 kcal 정도를 총에너지량으로부터 뺀다. 이것이 non-protein calorie(NPC)가 된다.

또한 단백질 1 g에 포함된 질소 무게의 평균치는 0.16이기 때문에, 단백질 섭취량에 0.16을 곱한 수치가, 질소량(N)이 된다. 이것으로 NPC/N를 간단하게 구할 수 있다(수액시트 36).

이상이 NPC/N비를 구하는 방법이다. 실제로 영양 지도, 식사 조정을 실시하는 임상현장에서 사용할 경우에는 반대의 논리가 적용된다. 우선 필요 에너지량을 계산한 다음 병의 용태에 적합한 NPC/N(표 24)를 입력해 필요 단백질량을 계산한다. 이 단백질 섭취량에 맞춘 식사량을 산출한다(수액시트 37).

만성 신부전 환자는 NPC/N가 200~300이 된다. NPC/N를 200으로 입력해 보면 필요 단백질량은 48 g으로 계산할 수 있다. 이것이 식사요법의 기본 데이터로서, 구체적인 식사 내용은 영양사와 상담한다.

수액시트 36)에 포함된 계산식

- 섭취 단백질 유래 에너지량(kcal)=단백질 섭취량(g)×4
- Non-protein calory(kcal)=필요 에너지량(kcal)−섭취 단백질 유래 에너지량(kcal)
- 섭취 단백질 유래 질소량=단백질 섭취량(g)×0.16
- NPC/N =non-protein calorie(kcal)÷섭취 단백질 유래 질소량

수액시트 37)에 포함된 계산식

- 필요 단백질량(g)=필요 에너지량(kcal)÷[0.16×PC/N+4]

85 수액의 투여 속도는?

유지 수액이 목적일 경우에는 표준적인 1일 투여량은 요량+불감손실 =1,500+900으로 대략 2,400 mL에 상당하기 때문에 1시간 동안의 수액 속도는 100 mL가 된다.

적용	mL/분	mL/시간	속도
소아, 고장액 등	$2^0=1$	60	very slow
유지 수액 등	$2^1=4$	120	slow
유지 수액과 보충 수액	$2^2=4$	250	moderate
보충 수액	$2^3=8$	500	rapid
긴급 수액	$2^4=16$	1,000	very rapid
긴급 수액	$2^5=32$	2,000	extremely rapid

표 25 수액의 투여 속도

23 연습문제

증례

58세의 남성. 인플루엔자로 인한 혼수상태로 병원으로 호송되었다. 가족으로부터의 정보로는 신장 172 cm였지만, 평상시의 체중은 불분명했다.

1시간 동안의 요량은 40 mL였다.

체중 65 kg, 체온 39℃, 맥박 110/분 , 혈압 120/70 mmHg,

[긴급 혈액검사] WBC 8,000, RBC 450만, Hb 13.5 g/dL, Ht 43 %, PLT 26.8만

[혈청생화학 소견] Alb 4.4 g/dL, BUN 34.6 mg/dL, Cr 1.20 mg/dL, Uric acid 8.6 mg/dL, Na 148 mEq/L, K 4.0 mEq/L, Cl 112 mEq/L, AST 30 U/L, ALT 30 U/L, Glucose 112 mg/dL

●●문제

① 보충 수분량은 얼마가 될까?

② 유지 수분량과 필요 수분량은 얼마가 될까?

③ 수액 삼투압을 280~310 mOsm/L로 하고, K투여량을 1일 60 mEq로 조정해 염분(NaCl) 14 g, 포도당 90 g으로 했을 때의 수액 제제를 선택해 보자.

해답 · 해설

① 보충 수분량은 얼마가 될까?

수액시트 31에 진찰 시의 체중, 투여 시의 혈청 Na치, 목표 Na치를 입력해 보자.

보충 수분량을 구하는 방법

진찰 시의 체중을 사용할 경우	
지찰 시 체중(kg)	65
투여 시의 혈청 Na(mEq/L)	148
목표 혈청 Na(mEq/L)	140
수분 결핍량(mL)	3,714
안전계수(1/X)	3
보충 수분량(mL)	1,238

※수액시트 31에서

보충 수분량은 1,238 mL가 된다.

→ Chapter 7 · 77 참조

② 유지 수분량과 필요 수분량은 얼마가 될까?

수액시트 30에 체온 39℃, 요량 4×24=960 mL, 대변은 100 mL를 입력해 보자.

유지 수분량을 구하는 방법

체중(kg)	65
체온(℃)	39
요량(mL)	960
변(mL)	100
불감증설(mL)	1,475
상실 총량(mL)	2,535
대사과정에서 생성되는 수분(mL)	325
유지 수분량(mL)	2,210

※수액시트 30에서

유지 수분량은 2,210 mL가 된다. 필요 수분량은 유지 수분량+보충 수분량이므로 2,210+1,238=3,448 mL가 된다.

→ Chapter 7 · 77 참조

③ 수액 삼투압을 280~310 mOsm/L로 하고, K투여량을 1일 60 mEq로 해서 염분(NaCl) 14 g, 포도당 90 g으로 했을 때의 수액 제제를 선택해 보자.

수액시트 33을 사용한다. ①, ②에서 구한 수분량을 입력한 후에, 염분, 포도당을 입력한다. 염분(NaCl) 14 g와 K 60 mEq, 포도당 90 g을 입력하면, 수액삼투압은 300 mOsm/L가 된다. 이것을 Ⓐ라고 하자.

1일 투여량

수분 유지량(mL)	2,210
투여 수분 결핍량(mL)	1,238
수분 투여량(mL)	3,448
투여 NaCl(염분)(g)	9.0
투여 K(mEq)	40
투여 포도당(g)	120
투여 에너지(kcal)	480

1. 혈장 삼투압: 280~310 mOsm/L
2. 평균적 염분 섭취량: 713 g/일
3. 칼륨 배설량: 60 mEq/일

※수액시트33-③에서

	mEq	mEq/L	삼투압(mOsm/L)
투여 Na	238	69	138
투여 K	60	17	17
투여 포도당	500		145
삼투압			300

여기서, 이 용액을 1 L 투여하면 혈청 Na수치는 어떻게 변화할까?

Adrogué-Madias의 수정식에 의한 Na변화의 예측

체중	체액량	투여 Na농도 (mEq/L)	투여 K농도 (mEq/L)	투여 시의 혈청 Na(mEq/L)
65	39	69	17	148
⊿[Na](mEq/L)	−1.55			

※수액시트33-④에서

3,448 mL를 하룻동안 투여하면, Na는1.55×3.448=5.3 mEq/L로 저하된다. 즉 24시간 후의 혈청 Na치는 143 mEq/L정도가 될 것이다. 이로써 대략적으로 타당한 수치의 용액이 된다.

만약 여기서 염분 9.0 g, K 40 mEq, 포도당 120 g으로 변경하면 수액삼투압은 294 mOsm/L가 된다. 이것을 Ⓑ라고 하자.

1일 투여량

수분 유지량(mL)	2,210
투여 수분 결핍량(mL)	1,238
수분 투여량(mL)	3,448
투여 NaCl(염분)(g)	9.0
투여 K(mEq)	40
투여 포도당(g)	120
투여 에너지(kcal)	480

1. 혈장 삼투압: 280~310 mOsm/L
2. 평균적 염분 섭취량: 7~13 g/일
3. 칼륨 배설량: 60 mEq/일

※수액시트33-③에서

	mEq	mEq/L	삼투압(mOsm/L)
투여 Na	153	44	89
투여 K	40	12	17
투여 포도당	667		193
삼투압			294

이 수액을 1 L 투여하면, 혈청 Na수치는 어떻게 변화할까?

Adrogué-Madias의 수정식에 의한 Na변화의 예측

체중	체액량	투여 Na농도 (mEq/L)	투여 K농도 (mEq/L)	투여 시의 혈청 Na수 (mEq/L)
65	39	44	12	148
⊿[Na](mEq/L)	−2.30			

※수액시트33-④에서

3,448 mL를 하룻동안 투여하면 Na수치는 2.3×3.448=7.9 mEq/L로 저하된다. 즉 24시간 후의 혈청 Na수치는 140 mEq/L정도가 될 것이다. 이 용액도 대략적으로 타당한 수치의 용액이 된다.

용액의 성분을 검토해 보자.

Ⓐ: Na농도 69 mEq/L, K 17 mEq/L, 포도당 90 g/3.448 L=26.1 g/L=2.61%

Ⓑ: Na농도 44 mEq/L, K 12 mEq/L, 포도당 120 g/3.448 L=34.8 g/L=3.48%

24 연습문제

증례

45세의 여성. 신장 160 cm, 체중 48 kg. 담낭암이 있어 입원하고 있다. 병원 내의 보행은 자유롭게 하고 있다.

●●문제

① 필요 에너지량은 얼마가 될까?

② NPC/N 비율을 150으로 했을 때의 섭취 단백질량은 얼마가 될까?

③ 필요 에너지량, 필요 단백질량의 식사를 공급하고 있지만 절반밖에 섭취할 수 없다. 어떠한 수액을 실시해야 할까?

해답 · 해설

① 필요 에너지량은 얼마가 될까?

45세의 여성. 신장 160 cm, 체중 48 kg. 담낭암이 있어 입원하고 있다. 병원내의 보행은 자유롭게 하고 있다. 이 데이터를 수액시트 35에 입력해 보자.

필요 에너지량이 1,694 kcal이므로 약 1,700 kcal가 된다.

→ Chapter 7 · 83 참조

여성의 1일 필요 에너지(Harris-Benedict의 식)

연령	45.0
신장(cm)	160.0
체중(Kg)	48.0
활동인자	1.2
스트레스 인자	1.2
여성의 필요 에너지(kcal)	1694

※수액시트 35에서

활동지수와 스트레스 지수

활동인자	
침대에서의 안정 시	1.0
보행	1.2
작업	1.4
노동	1.6
스트레스 인자	
보통	1.0
암환자	1.2
수술	1.4

※표 23에서

② NPC/N 비율을 150으로 했을 때의 섭취 단백질량은 얼마가 될까?

여성의 필요 에너지량 1,700 kcal, NPC/N 비 150을 입력하면 필요 단백질량으로 61 g이라는 수치를 얻을 수 있다.

→ Chapter 7 · 84 참조

여성의 필요 단백질량

필요 에너지량(kcal)	1700
NPC/N	150
필요 단백질량(g)	61

※수액시트 37에서

NPC/N 참고치

중증화상, 복합외상	80~100
패혈증, 대수술, 외상	120
통상	150
스트레스 후 안정기	150~170
만성질환	150~170
신부전	200~300

※표 24에서

③ 필요 에너지량, 필요 단백질량의 식사를 공급하고 있지만 절반밖에 섭취할 수 없다. 어떠한 수액을 실시해야 할까?

먼저 필요 에너지량인 1,700 kcal, 단백질 60 g의 식사를 처방했다고 한다. 이 상황에서 식사를 반밖에 섭취하지 못하면, 에너지 850 kcal, 단백질 30 g을 보충할 필요가 있다.

투여 가능한 수분량이 2,000 mL=2 L라고 하면, 에너지 850 kcal/2 L=425 kcal/L, 30 g/2 L=15 g/L가 된다. 수분과 에너지를 포도당액으로 보충하기 위해서는 포도당 1 g=4 kcal이므로, 106 g/L, 즉 10%의 포도당액을 투여한다. 10%포도당액의 삼투압은 5% 포도당액의 약 2배이기 때문에 혈장 삼투압의 약 2배 정도가 된다. 이 용액을 말초혈관으로 투여하면 정맥염 등이 생길 위험이 있다. 그러나 이 정도의 양이라면 충분히 투여가 가능하다. 또 아미노산액도 투여할 필요가 있지만, 두 가지를 함께 투여하면, 삼투압이 2배 이상이 되기 때문에 말초정맥으로의 투여에는 한계가 있다. 여기서 부족한 양을 어떻게 보충해야할 지 고려할 필요가 있다. 최종적으로는 경관영양, 혹은 고칼로리 수액을 선택한다.

INDEX

R

S

T

V

W

기타